图解
不可思议的人体

其实眼泪和鼻涕都是血液的伙伴！

（日）坂井建雄 著 ｜ 左欣瑶 朱悦玮 译

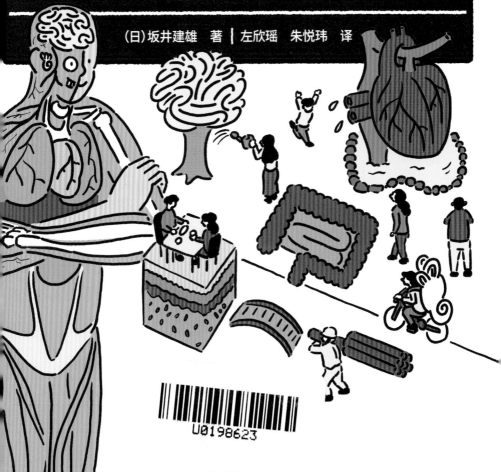

辽宁科学技术出版社

·沈阳·

通过了解人体的神奇之处，彻底转变你对健康的态度

新型冠状病毒自2019年末在日本开始流行，到2022年依然到处肆虐，新冠疫情在极大地改变了我们生活方式的同时，也让我深刻地感受到，越来越多的人因为此次病毒的蔓延而重新重视起自己的健康状况。在电视和网络上，关于疫苗和口罩的安全性和有效性的讨论热烈异常，可以说也从一个侧面证明了这一点。

在医学领域，为了守护人们的健康，以新型冠状病毒疫苗研发为代表的各类研究也在如火如荼地进行。

再来看我们身边的例子，很多人都在便利店和超市看到过健康食品，在大街上看到过提倡健康生活的海报。与此成正比，健身俱乐部的会员数量也在逐年增加。另外，随着人们美容意识的增强，医疗美容市场的规模也在缓慢但持续地扩大着。

我现在担任顺天堂大学保健医疗学部的教授，长年在医学部从事解剖学的教育推广，运动器官功能解剖学与医学史的研究兼写作的工作。在这个过程中我深切地感受到人们对健康意识的不断提高，但另一方面，人们对人体的构造和细微之处的认识却远远不够。尽管人体是最贴近我们的存在，我们却对它的构造和运作原理不甚了解，我认为之所以会出现这种情况，是因为即便有人想要对其深入地进行了解，也会因为面对众多的专业术语而导致学习兴趣全无。

因此，我在编写本书时，严格挑选了一些"虽然一直很在意，但不知道为什么是这样"的关于人体全身神奇之处的内容，并配以插图，以便能让读者轻松阅读。另外，为了能让读者在重视医学依据的同时也能享受到阅读的乐趣，本书还广泛地引入了许多学科的知识来加以讲解。

我之前一直从事专业书籍和以儿童书籍的执笔和监修工作。在本书中，我也将充分运用这些经验。

第1章，我会对控制身体和五感的头部、颈部、面部进行讲解。第2章，我会对维持生命不可或缺的心脏、血液和肺等进行讲解。第3章，我会对与日常生活直接相关的消化、吸收和排泄进行讲解。第4章，我将对支撑身体和运动上不可或缺的骨骼、肌肉和皮肤进行讲解。第5章，我将从生殖器和细胞的角度出发，探讨诞生与性别的神奇之处。第6章，我将为大家讲解一些在感染新型冠状病毒情况下必备的关于疾病和免疫的相关知识。

在这里，我真心地祝愿大家能够通过阅读本书，感受到人体的神秘和生命的珍贵，并对提高大家的健康意识有所帮助。

坂井建雄

其实眼泪和鼻涕都是血液的伙伴！

图解
不可思议的人体
- 目录 -

第1章
头部、颈部、
面部的神奇之处
在人工智能时代思考
"人性化"的15个素材

第2章
心脏、血液、肺的
神奇之处
探索维持生命最前沿的
12个素材

第3章
胃部、肠道、
泌尿器官的神奇之处
通俗易懂地解说生理现象
的 16 个素材

第 4 章
骨骼、肌肉、
皮肤的神奇之处
详细了解美容整形的
13 个素材

第 5 章
出生和性别的
神奇之处
思考多样性时代的 6 个素材

第6章
疾病与免疫的神奇之处
在新冠疫情时期
生存下去的 13 个素材

头部、颈部、面部的神奇之处

在人工智能时代思考"人性化"的15个素材

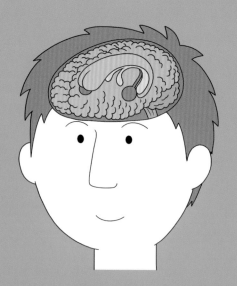

君临人体，控制身体和五感。
在本章中，我们将在解读头部、颈部、
面部神奇之处的同时，
探索在人工智能时代更需要了解的"人性化"。

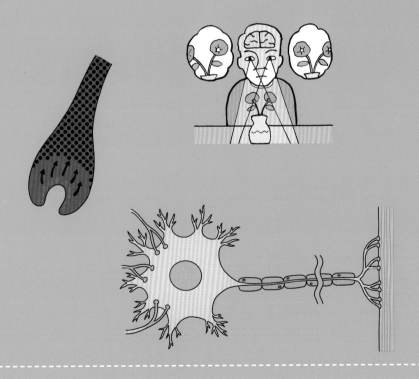

01 大脑的重量和智商成正比吗？

一直以来，人们普遍认为头脑聪明的人，大脑也会偏大，但真是这样吗？

如果被问到"头脑聪明的人"有什么样的身体特征，绝大多数的人可能会回答说"大脑（头部）比较大"。在自然界中，存在着一种被称为"缩放"的法则，内容是大脑的重量与该动物体重的0.75次方成正比。也就是说，与身体的大小相比，大脑的大小应该是固定的，但人类却是一个例

在"缩放"法则中,人类拥有一个超级大脑!

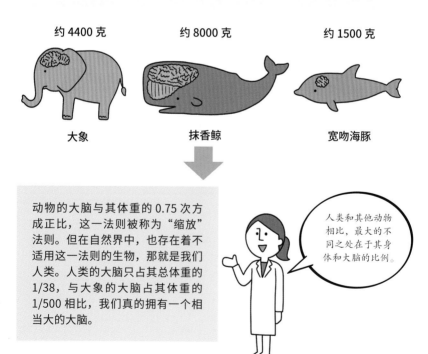

约 4400 克　　　约 8000 克　　　约 1500 克

大象　　　　　　抹香鲸　　　　　宽吻海豚

动物的大脑与其体重的 0.75 次方成正比，这一法则被称为"缩放"法则。但在自然界中，也存在着不适用这一法则的生物，那就是我们人类。人类的大脑只占其总体重的 1/38，与大象的大脑占其体重的 1/500 相比，我们真的拥有一个相当大的大脑。

人类和其他动物相比，最大的不同之处在于其身体和大脑的比例。

外，人类拥有一个和身体相比非常大的大脑。

或许有人会想，人类之所以能够称霸地球食物链的顶端，就是因为有了一个相对来说非常大的大脑。实际上，加利福尼亚大学的研究报告表明，位于大脑皮层前额叶的皮质较厚的人，智商较高。但是，科学家们发现大脑的大小不一定和智商成正比，根据近年的研究，一个人智商的高低与其在幼年时期大脑的发育程度有关。

一个人聪明与否和大脑的大小没有关系

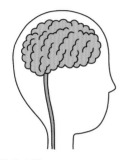 

男性的大脑：1350～1500 克
女性的大脑：1200～1300 克

爱因斯坦的大脑：1230 克

与其他动物相比，人类拥有一个相对于身体来说非常大的大脑。大脑越大就越聪明吗？提出相对论的天才物理学家爱因斯坦的大脑只有 1230 克，与一般成年男性的大脑重量相比要轻很多。

人的智商取决于幼年时期大脑的发育程度

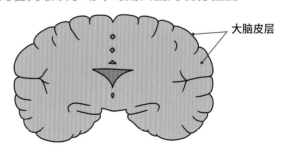

大脑皮层

加利福尼亚大学的研究表明，大脑大的人智商略高一些，而大脑皮层的前额叶皮质较厚的人智商则会更高。但是因为之后又发现了一些即便皮质较厚却智商低下的人，于是人们开始思考大脑的聪明程度可能是由儿童时期大脑的发育程度决定的。

02 右脑和左脑的差异是什么?

大脑分为右脑和左脑,两者各自具有不同的功能。那么,它们具有哪些特征呢?

众所周知,我们的大脑从中间分为左右两部分,分别被叫作右脑和左脑。右脑与身体左半部分的神经相连接,左脑与身体右半部分的神经相连接。当我们挥动右手时,由左脑发出指令,挥动左手时,由右脑发出指令。

左脑的职责是什么?

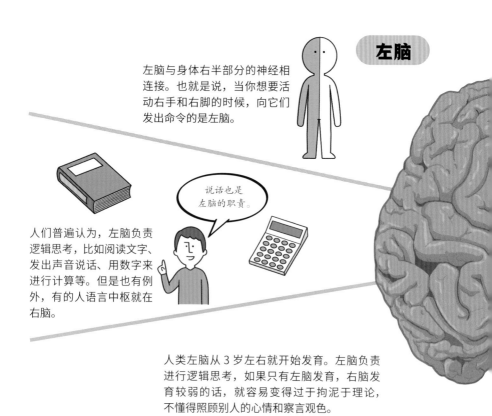

左脑

左脑与身体右半部分的神经相连接。也就是说,当你想要活动右手和右脚的时候,向它们发出命令的是左脑。

说话也是左脑的职责。

人们普遍认为,左脑负责逻辑思考,比如阅读文字、发出声音说话、用数字来进行计算等。但是也有例外,有的人语言中枢就在右脑。

人类左脑从 3 岁左右就开始发育。左脑负责进行逻辑思考,如果只有左脑发育,右脑发育较弱的话,就容易变得过于拘泥于理论,不懂得照顾别人的心情和察言观色。

虽然在做全身运动时，右脑和左脑能够相互配合一起行动，但实际上，它们各自擅长的领域是不同的。

右脑擅长从视觉、立体、空间的角度来捕捉事物，把事物的影像形象化并闪存，而左脑则擅长控制语言和数学计算等逻辑性思维。此外，对于不同的人来说，哪一个大脑更具有优势也是有微妙差异的。有的人右脑更具优势，有的人则左脑更具优势。一般情况下，左撇子的人普遍被认为右脑更加发达，右撇子的人中约九成语言中枢位于左脑，而左撇子的人中语言中枢位于左脑的人大约只有六成（除此之外的人则是语言中枢位于右脑）。

右脑的职责是什么？

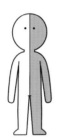

右脑

右脑与身体左半部分的神经相连接。也就是说，当你想要活动左手和左脚的时候，向它们发出命令的是右脑。

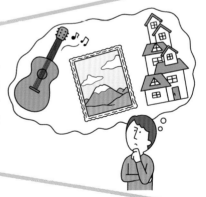

右脑根据从眼部进入的视觉信息，识别空间、方位和立体物体的结构。另外，普遍认为右脑通过闪存和形象化的影像来进行思考。

人类在刚出生的时候靠右脑来判断事物，并凭借直觉行动。随着身体的逐渐成长，如果只有右脑发育，而左脑发育较弱的话，逻辑思维能力就会变得较差。

心在哪里？

我们的心，有人觉得在胸腔里，有人认为在大脑里。那么心到底在哪里呢？

　　我们的心究竟在哪里？ 可能有许多人觉得是在胸腔里。实际上，高兴、快乐、悲伤、生气等内心的情绪，都是由大脑产生的，所以心和大脑有着密切的关系。但是，当我们抱有这些情绪的时候，我们的身体也会产

人类的情感比动物丰富的原因

大脑新皮质

位于大脑边缘系统的外侧，与大脑边缘系统相连并通力合作，负责合理思考和分析事物并掌管语言。和其他的动物相比，人类最大的特征就是这个大脑新皮质非常发达。

大脑新皮质构成了复杂的心

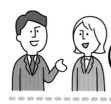

这个工作，其实是我擅长的，所以我想自己做……

但对 D 女士来说是个提高能力的机会……

如果 E 先生能过来帮忙的话，即使是不擅长这项工作的 D 女士或许也能做。

D 女士，要不要试试这个工作？

大脑新皮质位于控制本能欲望的大脑边缘系统外侧，通过合理、理性的分析思考来考虑别人的情绪、压制自己的欲望，以此来帮助人类协调与他人的关系。

生相应的反应。比如哭、笑、放松、紧张……这是由遍布全身的自主神经所引起的反应。也就是说，人类的心是大脑和身体经由复杂的结合而产生的综合体。此外，人类的大脑和其他生物的大脑有所不同，覆盖大脑外侧的大脑新皮质非常发达。大脑新皮质能够抑制自古以来就存在于大脑边缘系统中的本能欲望和情感，从而帮助我们做出理性、复杂的判断。换句话说，创造出我们的"人性化"和"人性化的情感和行为"的，就是大脑新皮质。

大脑边缘系统

位于大脑的内侧，是人类自古以来就拥有的器官。它与自主神经联系密切，同时也关系到维持生命和本能的行动。位于此处的扁桃核，被认为是用来判断某项事物对自身是好是坏的器官。

扣带回

位于大脑新皮质的内侧，连接着大脑边缘系统的各个部分，是与产生和处理情感、学习以及记忆相关的器官，也被认为拥有能够让人产生进取心的功能。

大脑与遍布全身的自主神经相连，当我们感到紧张时，自主神经中的交感神经就会变得活跃，从而使我们出汗。

当我们感到悲伤或放松时，自主神经中的副交感神经就会变得活跃，从而会让我们落泪，或者血压下降。我们的心和身体，就是像这样通过大脑和自主神经连接在一起的。

15

04 为了让记忆固定下来，必须要"重复"吗？

有的记忆只能在短时间内记住，有的记忆却能记得时间很长。这两种记忆到底有什么区别呢？

记忆大体可以分为两种，分别是长期记忆和短期记忆。所谓长期记忆，指的是能够保持数小时以上，甚至能够保持数十年的记忆。而短期记忆则是指只能保持数秒至数分钟的记忆。另外，在短期记忆中，还有一种是在很短的时间内将信息暂时保存在大脑中，以便进行工作的工作记忆。

记忆也有很多种类

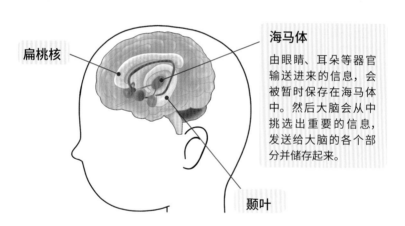

扁桃核

海马体
由眼睛、耳朵等器官输送进来的信息，会被暂时保存在海马体中。然后大脑会从中挑选出重要的信息，发送给大脑的各个部分并储存起来。

颞叶

● **记忆的种类**

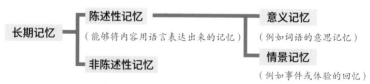

长期记忆 ── 陈述性记忆 ── 意义记忆
（能够将内容用语言表达出来的记忆）（例如词语的意思记忆）

── 非陈述性记忆 ── 情景记忆
（例如事件或体验的回忆）

（用身体记住，无法用语言表达的记忆）

短期记忆 ── 工作记忆

记忆首先被暂时保存在大脑中被称为海马体的地方，海马体将记忆中被判定为重要的信息发送给大脑皮层，并且通过不断的重复操作将这些记忆固定下来，使之成为长期记忆。由此可见，要想将记忆固定下来，多次重复接触和努力记住那些信息非常重要，大脑一旦意识到这些信息很重要，就会把它们发送给大脑皮层，最终形成长期记忆。

●短期记忆和长期记忆的区别

什么是短期记忆？

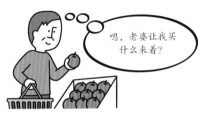

只能在脑海中保留几秒到几分钟的短暂记忆。比如偶尔才会拨打的电话号码、别人委托的信息等。使用一次之后就几乎忘掉了。

什么是长期记忆？

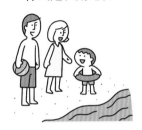

经常去的地方、经常见的人等相关的记忆，或者因为多见、多听而记住的信息。过去的回忆指的是经过很长时间仍然能够记住的记忆。

●如何将学过的东西作为长期记忆固定下来？

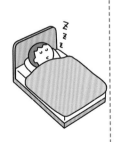

睡觉，能够让大脑得到休息，这样记过的东西就能被固定下来。

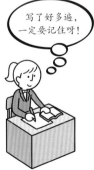

进行反复的阅读和书写。当你重复接触相同的信息时，大脑就会认为这个信息很重要。

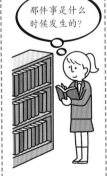

要是觉得自己忘记了，就马上查一下，努力让自己想起来。

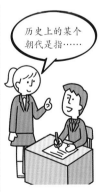

通过教别人，能够加深自己的理解，并让记忆得以固定。

05 为什么梦的内容总是支离破碎的？

即便在梦中故事是成立的，但当早上起来回想的时候，梦的内容几乎都是支离破碎的。这到底是为什么呢？

我们为什么会做梦呢？梦的内容为什么大都是支离破碎的呢？我们的睡眠分为"REM睡眠"和"非REM睡眠"两种。REM是Rapid Eye Movement（快速眼球运动）的缩写，因为人在浅睡时，眼球在眼皮下的快速转动而得名。有这种眼球活动的睡眠叫作REM睡眠，而没有引起这种眼球活动的非REM睡眠又可以分为浅度睡眠和深度睡眠。我们的记忆是通过大脑一边整理内容，一边修正神经细胞网络而固定下来的，由于这项操

REM睡眠和非REM睡眠的不同

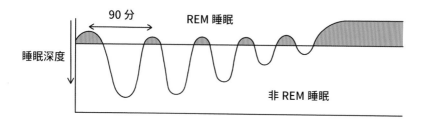

REM 睡眠

REM 是指人在睡眠时，眼球在眼皮下高速运动的状态。科学家普遍认为，当人处于 REM 睡眠时接近于觉醒状态，身体在休息的状态下，通过大脑边缘系统的海马体和扁桃核等记忆相关部位的活动，进行大脑的"维护"——对白天吸收到的信息进行整理和汇总。

非 REM 睡眠

眼皮下没有进行快速眼球运动的状态，被称为非 REM 睡眠。在这一状态下，大脑皮层会进入睡眠，大脑的血液流动也会降低。此时，大脑虽处于休息的状态，但仍然在分泌生长激素。和 REM 睡眠一样会做梦，但因为睡眠程度较深，起床时不会想起非 REM 睡眠时做的梦。

作在白天无法进行，所以会在夜晚出现REM睡眠时进行。我们白天吸收到的记忆会被大脑取舍、挑选和固定下来，并以影像的形式被我们感知，这就是"梦"。有一个比较有说服力的说法，认为人们之所以会产生支离破碎的梦境，是因为在REM睡眠中，虽然大脑皮层休息了，但脑干却是活跃的。在这一状态下，由脑干输入的信息会使得大脑皮层和边缘系统的一部分被激活，并在这里对信息进行合成。

REM睡眠中大脑的状态

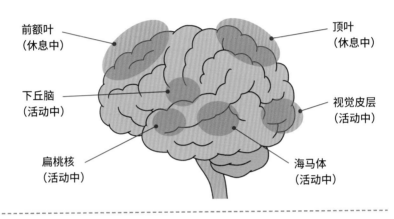

前额叶
（休息中）

顶叶
（休息中）

下丘脑
（活动中）

视觉皮层
（活动中）

扁桃核
（活动中）

海马体
（活动中）

当我们睡眠时大脑在做什么？

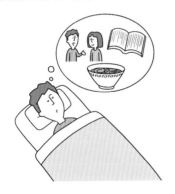

在我们睡眠时，大脑会对必要的信息和不必要的信息进行挑选和取舍，进行将必要的信息固定下来的"维护"。梦可以说是随机再现"维护"内容的一种状态。

遭遇"鬼压床"的原因是什么？

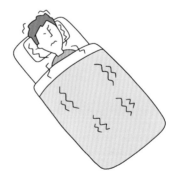

"鬼压床"是在REM睡眠时发生的。普遍认为是由于睡眠的节奏被打乱了，人虽然醒了，但身体却仍处于睡眠的状态，由此而产生出的一种恐惧感。

06 人的身体里有电流吗？身体活动的机制

大脑的信息是通过遍布全身的神经来传递的。同样，由各个感觉器官输入的信息也是通过神经传递给大脑的。

　　身体的神经系统，大体上可以分为由大脑和脊髓构成的中枢神经系统，以及由此派生出的遍布全身的末梢神经系统。末梢神经根据功能的不同又被分为2类，一类是感觉神经和运动神经等躯体神经，一类是交感神经和副交感神经等自主神经。构成神经系统的是被称为神经元的神经细胞，

身体的神经有哪些种类？

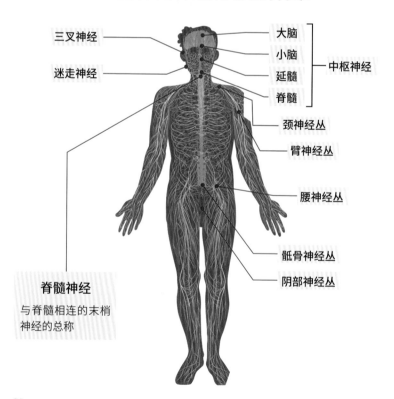

三叉神经
迷走神经

大脑
小脑
延髓
脊髓
} 中枢神经

颈神经丛
臂神经丛
腰神经丛
骶骨神经丛
阴部神经丛

脊髓神经
与脊髓相连的末梢神经的总称

它伸出长长的名为轴突的突起，将输入的刺激转换为电信号来进行传递。往返于我们大脑和全身的信息，都会被转换成电信号来进行传递。

　　神经细胞的轴突末端被称为神经突触，它将神经细胞之间、神经细胞和肌肉纤维、神经细胞和分泌细胞等连接在一起。来自大脑发出的指令和外界的刺激，由许多的神经细胞像接力一样传递。顺便说一下，在我们的身体上，当存在于皮肤上的温度传感器感受到寒冷时，就会把这个信息传递给大脑，从而进行体温调节。

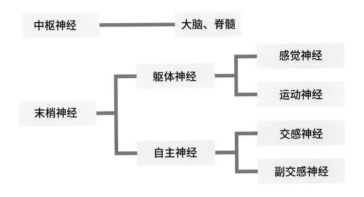

神经细胞通过接力来传递信息

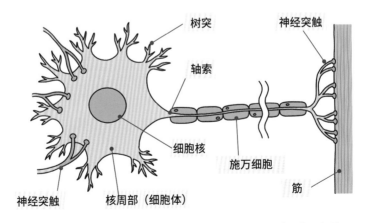

大脑发出的命令通过神经细胞之间的接力传递传达到整个身体。位于细胞最前端的叫作神经突触的器官，通过传递电信号的方式来传递信息。

07 一见钟情有医学上的根据吗?

很多人都有过一见钟情的经历吧。人为什么会做出非理性的判断,而产生一见钟情呢?

相遇的瞬间就坠入爱河的"一见钟情",可能很多人都有过这样的经历吧。你知道吗?所谓的一见钟情,其实是由大脑的错觉引起的。人在恋爱的时候,大脑内会分泌一种叫作PEA(苯基乙胺)的神经传递物质,PEA是一种大脑内的麻药,其作用是麻痹人的判断,同时也会促进被称为

为什么会一见钟情呢?

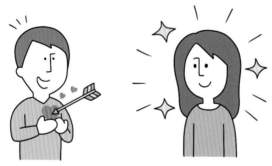

普遍认为,一见钟情是由大脑内分泌的一种叫作PEA(苯基乙胺)的神经传递物质引起的。巧克力中也含有这种物质,它与对大脑具有麻醉作用的多巴胺相似。对方只要有一个符合自己喜好的要素,大脑就会产生错觉,认为对方是自己的理想对象,由于看不到对方的缺点,而产生了一见钟情的状态。

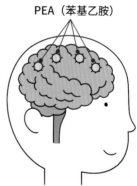

PEA(苯基乙胺)

幸福源泉的多巴胺的分泌，使人的情绪越来越高涨。而且，PEA会在大脑内迅速扩散，让我们充满幸福感。另外，人类的大脑会习惯性地把眼前的事物合理化，一旦有人符合自己喜好的一个条件，即使除此之外的其他部分都不符合，有时也会使人产生"这个人就是自己的理想型"的错觉。

如果此时再分泌PEA的话……之所以说一见钟情源于错觉，就是这么来的。

掌管人类好恶情感的是哪部分呢？

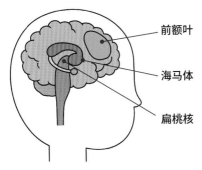

前额叶

海马体

扁桃核

人们认为，好恶是由大脑中的扁桃核掌控的。扁桃核在接受到来自海马体的信息后，会对眼前的人或事物做出喜欢或是讨厌的判断。要是喜欢的话，就会分泌多巴胺，并把这一信息传递给前额叶，要是不喜欢的话，就会分泌肾上腺素，从而产生愤怒等消极的情绪。

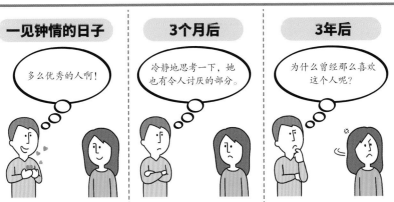

一见钟情的日子

多么优秀的人啊！

3个月后

冷静地思考一下，她也有令人讨厌的部分。

3年后

为什么曾经那么喜欢这个人呢？

一见钟情有个特点，就是相比于女性，男性更容易产生一见钟情。这是因为男性更重视对方的"外表"。另外，由于一见钟情是 PEA 在大脑内扩散而引起的一种现象，随着时间的流逝，PEA 的效力会逐渐减弱，一见钟情时的兴奋也会逐渐冷却下来。一般来说，多数的一见钟情都会在 3 个月至 3 年的时间内逐渐冷却。

为什么会产生似曾相识的感觉呢?

人有时会突然觉得"这个,我好像什么时候经历过"。明明绝对没有见过,但却总觉得好像见过,这是为什么呢?

　　似曾相识的感觉,又称为"既视感",是指自己明明应该是第一次来的地方、第一次见到的景象,但却总觉得之前曾经来过,或者曾经见过的现象。

　　当自己和某人交谈时,大家是否也曾有过这样的感觉,觉得这段对话

似曾相识的感觉是一种什么样的现象?

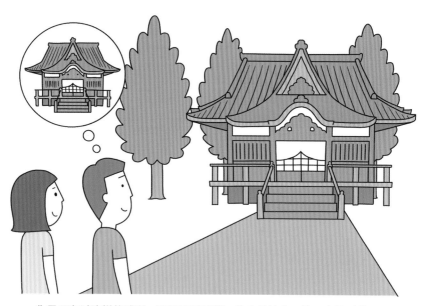

你是否有过这样的感觉,明明应该是第一次来的地方,第一次见到的景象,却觉得自己曾经来过,曾经见过。这就是似曾相识的感觉(既视感)。据说有 1/3 的人都有过这种经历,为什么会发生这种现象呢?

"我之前在哪听到过"。这个体验虽然非常不可思议，但据说这种似曾相识的感觉每3个人中就有1个人至少体验过一次。那么，到底为什么会产生似曾相识的感觉呢？关于这种感觉的成因，说法有很多种，虽然至今我们仍不十分清楚，但普遍的观点认为，是因为当我们在看某个情景时，大脑会回忆起过去与之相似的经历。与此同时，大脑又会强烈地认识到"我没来过这个地方""我没经历过这些"。也就是说，大脑虽然清楚地意识到自己不曾经历过，但由于想起了与之相似的记忆而产生了错觉。

为什么会出现似曾相识的感觉呢？

想起自己过去的某个体验

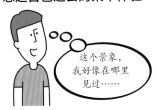

这个景象，我好像在哪里见过……

当某件事物呈现在自己眼前时，会想起过去相似的经历，但又想不起那段记忆的细节。

认为自己没来过这个地方

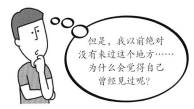

但是，我以前绝对没有来过这个地方……为什么会觉得自己曾经见过呢？

尽管大脑想起了过去相似的经历，但同时也清楚地知道眼前的景象是没有见过的，那么大脑就会产生似曾相识的感觉。

其他的假设

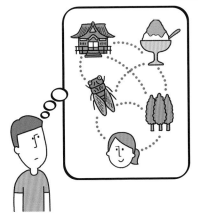

构成某段经历的片段性的信息，最初是通过神经回路紧密地联系在一起的。但随着时间的流逝，这种联系也会逐渐消失……

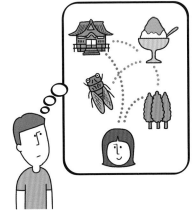

片段性的信息在联系丢失的状态下，一部分要素发生变化时，就会令人产生之前曾经见过的错觉。

09 瘙痒和疼痛是由相同的机制产生的吗？

当皮肤感到瘙痒时，我们的身体里究竟发生了什么呢？在本节中，就让我们去探索瘙痒的真相吧。

疼痛和瘙痒，实际上是通过完全不同的神经传递给大脑的。疼痛是在人体受伤的情况下，被称为"侵害感受器"的神经细胞组织感受到了致疼物质，从而感知到身体的损伤，并把这一信息传递给大脑。意识到疼痛的大脑为了保护自己免于这种疼痛的侵害，就会发出各种各样的指令。

但瘙痒的情况有所不同，当皮肤表面受到刺激和出现过敏反应时，会

引起疼痛的机制是什么？

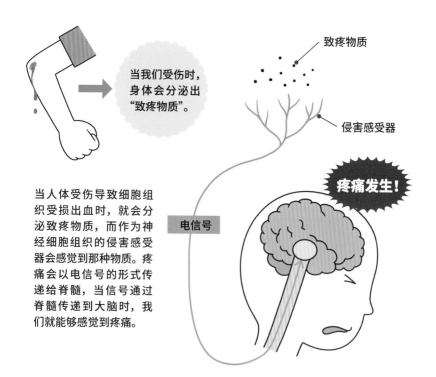

当我们受伤时，身体会分泌出"致疼物质"。

致疼物质

侵害感受器

电信号

疼痛发生！

当人体受伤导致细胞组织受损出血时，就会分泌致疼物质，而作为神经细胞组织的侵害感受器会感觉到那种物质。疼痛会以电信号的形式传递给脊髓，当信号通过脊髓传递到大脑时，我们就能够感觉到疼痛。

从肥大细胞中分泌出一种叫作"组胺"的令人感觉瘙痒的物质，神经纤维的末端会把这种刺激作为信息传递给大脑。多年以来，人们一直认为疼痛和瘙痒是通过相同的神经来传递给大脑的。但现在我们知道，传递瘙痒的神经纤维叫作"C纤维"，它与传递疼痛的神经是完全不同的。但组胺也会对痛觉产生反应，另外，与痛觉有关的辣椒素也会促使瘙痒产生，关于疼痛和瘙痒，还有许多我们不了解的内容。

产生瘙痒的机制是什么？

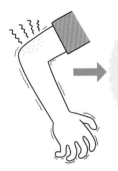

当皮肤表面受到刺激时，就会分泌出瘙痒成分"组胺"。

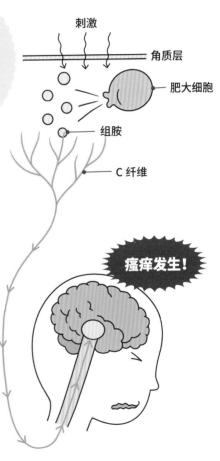

瘙痒是由对皮肤的刺激和皮肤上的肥大细胞分泌的"瘙痒成分"组胺而引起的。组胺通过 C 纤维被传递给大脑，人脑将该信息识别为瘙痒，从而使我们产生瘙痒的感觉。

顺便说一下

众所周知，发痒是源于自主神经的过度反应。脚底、脚背、脖子、腋下、耳朵周围等，这些人会觉得发痒的地方，其皮肤的下方都有动脉通过，同时也是自主神经聚集的地方。所以，这些地方是关系到维持生命的危险部位，因此当被别人触碰到时就会产生过度反应。

10 头发本来就是白色的？出现白发的原理

随着年龄的增长，为白发而烦恼的人也越来越多。年轻时头发明明是黑色的，为什么上了岁数之后就变成白色的了呢?

　　我们的头发是由被称为毛母细胞的细胞生成的。由于新长出的毛母细胞会向上推动之前长出的旧毛母细胞，所以头发就会越来越长。头发并不是从一开始就是黑色的，实际上刚长出来时是白色的状态，由于添加了毛母细胞附近的色素细胞形成的"黑色素"，所以才变成了黑色。因此，黑

为什么会长白头发呢？

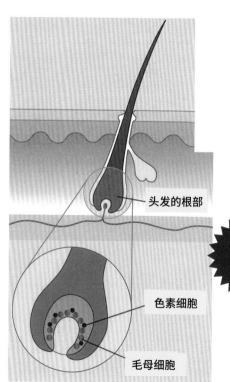

人类头发的结构如这张图所示。在头发的根部，有一种叫作"毛母细胞"的细胞，它从血液中吸取营养成分，不断地产生出新的细胞。新细胞通过向上推动旧细胞，使头发不断变长。头发的颜色是由毛母细胞附近的色素细胞决定的。

头发的根部

色素细胞

毛母细胞

头发的颜色是由色素细胞决定的！

色素越多，头发就会越黑，但随着年龄的增长，色素细胞的功能逐渐减弱，从而导致黑色素的量也在减少。这就是随着年龄的增长而产生白发的原理。另外，不光是年龄，压力过大、睡眠不足、不健康的饮食生活等也会造成黑色素减少，导致长出白发。

　　年龄增长以外的原因造成的白发，因为和年龄没有关系，所以十几岁或二十几岁的年轻人也有可能会生出白发。一般把这种现象叫作"少白头"。

黑头发的人的发根　　　　　头发变白的人的发根

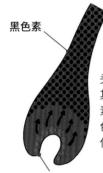

黑色素

色素细胞

头发黑的人，是因为其毛母细胞附近的色素细胞会生成许多黑色素，这些黑色素会使头发变黑。

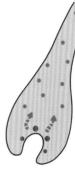

随着年龄的增长，生成黑色素的功能会下降，送入毛母细胞的黑色素就会减少，导致头发的颜色变白。

关于白发的小知识

也有十几岁就长白头发的人

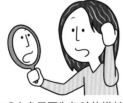

白发生成大多是因为年龄的增长，但也有年轻人长白头发的情况。虽然主要是因为遗传，但也有因压力过大、饮食生活不规律等造成的黑色素减少而导致的少白头情况。

白种人的毛色较浅也是因为黑色素的缘故

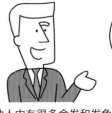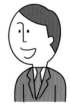

白种人中有很多金发和发色较浅的人，这是因为他们和亚洲人的黑色素种类不同。亚洲人具有的色素多是介于茶色和黑色系之间的名为真黑素的黑色素，而白种人具有的色素则一半以上是介于黄色和红色系之间的名为褐黑素的黑色素，所以他们毛发的颜色会有差异。

11 打喷嚏时的气流速度能媲美高铁？

觉得鼻子痒痒的，不由得"阿嚏"一声打出喷嚏。很多人都有过这种经历吧。说起来，人为什么会打喷嚏呢？

人为什么会打喷嚏呢？我们平时在呼吸的时候，如果鼻子的黏膜上附着了垃圾或者病毒等，会在无意识中为了保护自己免受这些异物的侵害，而将这些异物从体内排出。打喷嚏就是这种防御反应的一种。来自鼻黏膜的瘙痒感通过神经传递给大脑，为了能一下子就将异物排出体外，横膈膜会

为什么会打喷嚏？

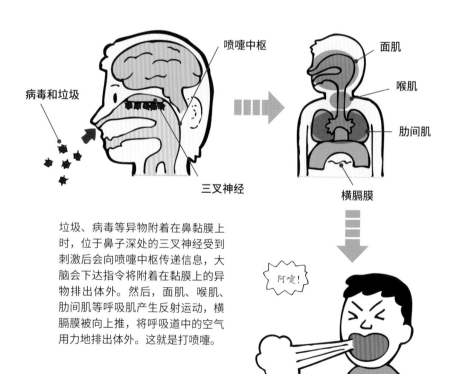

垃圾、病毒等异物附着在鼻黏膜上时，位于鼻子深处的三叉神经受到刺激后会向喷嚏中枢传递信息，大脑会下达指令将附着在黏膜上的异物排出体外。然后，面肌、喉肌、肋间肌等呼吸肌产生反射运动，横膈膜被向上推，将呼吸道中的空气用力地排出体外。这就是打喷嚏。

收缩再吸气，然后用力地喷出去。喷嚏的气流速度相当大，速度约为320千米/时。据说和喷嚏一起喷出的唾液速度，也能达到30~40千米/时，打喷嚏时排出的病毒也多达200万个。

因此，打喷嚏容易造成飞沫感染，当我们在人前打喷嚏时，有必要用纸巾把嘴巴和鼻子捂住，但如果同时将耳孔、鼻孔也都堵住了，就会对人体造成严重的伤害，所以这一点需要注意。

打喷嚏时的气流速度约为320千米/时

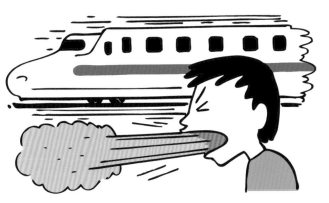

打喷嚏的力量比人们想象的要大。打喷嚏时挤压出的空气速度可以达到320千米 / 时。这个速度和高铁的速度相同。因为打喷嚏时产生的气流很强，所以大家要牢记以下的注意事项。

打喷嚏时的注意事项

大量的病毒被排出

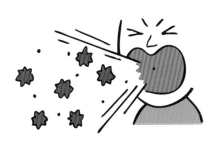

据说打喷嚏会排出约 200 万个病毒，所以患感染病时打出的喷嚏，会把大量的病毒传播出去。

憋着喷嚏是很危险的

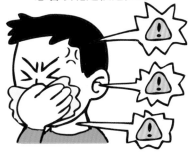

因为喷嚏以 320 千米 / 时的速度猛烈地喷出，所以用堵住口鼻的办法阻止打喷嚏是非常危险的。会对大脑、耳朵和喉咙造成损伤，所以请尽量不要这么做。

12 哭泣时的鼻涕不是鼻涕吗？

人们号啕大哭时，眼泪从眼睛里流出，鼻涕从鼻子里滴落……很多人都有过这样的经历吧。眼泪和鼻涕的成分是不同的吗？

号啕大哭的时候，很多人不光是流眼泪，还有鼻涕也会一起流出来。这是为什么呢？如果你仔细观察一下哭泣时流出来的鼻涕，就会发现那不是普通的鼻涕，而是顺畅流动的像水一样的液体。我们哭泣时从鼻子里流出来的液体，与其说是鼻涕，不如说是眼泪。

眼泪和鼻涕都和血液相似

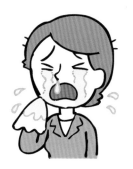

眼泪

眼泪的成分中约 98% 是水，其他还有蛋白质等各种各样的成分。这些成分一起构成了眼泪。这些成分和血液很相似。

鼻涕

鼻涕是由鼻腔内分泌出的黏液和血管中渗出的液体（血浆）混合而成的。当我们哭泣时流出的鼻涕，与其说是鼻涕，不如说是眼泪。

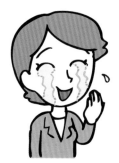

据说喜悦时的眼泪和悲伤时的眼泪都带有淡淡的甜味。这是由副交感神经的活跃造成的。

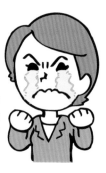

据说悔恨时的眼泪和愤怒时的眼泪都是咸的。这是由于交感神经的活跃，导致含有大量的钠造成的。

为什么这么说呢，因为我们的眼睛和鼻子是连在一起的。眼泪通常由泪腺产生，覆盖在眼球的表面，当我们感到悲伤时，眼泪的量就会变多，从鼻泪管溢到鼻子里，就流到了外面。顺便说一下，眼泪和鼻涕的成分其实和血液很相似。另外，由于流泪时大脑功能的变化，似乎会导致脑下垂体分泌的促肾上腺皮质激素降低，同时肾上腺皮质分泌的一种叫作皮质醇的激素也会下降。

为什么会流出眼泪和鼻涕？

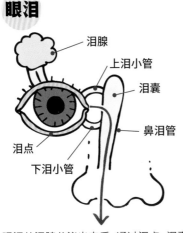

眼泪

泪腺
上泪小管
泪囊
鼻泪管
泪点
下泪小管

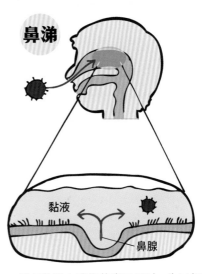

鼻涕

黏液
鼻腺

眼泪从泪腺分泌出来后，通过泪点、泪囊、和鼻泪管流到喉咙，之后再被吸收。由于泪点和鼻子经由鼻泪管相连，当眼泪的量变多时，不受泪点抑制的泪水就会流到鼻子里。这就是在我们剧烈地哭泣时，眼泪会变成鼻涕流出来的原因。

当异物进入我们的鼻子里时，为了把这个异物排出而从鼻腺流出的黏液和从血管流出的血浆混合而成的液体就是鼻涕。在没有哭泣时流鼻涕，大多是因为鼻腔内出现了病毒等异物。

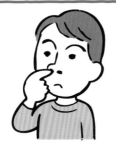

隐藏在鼻屎中的秘密

堆积在鼻腔内的鼻屎，是由鼻毛和黏膜捕捉到的垃圾和病毒凝结而成的，其中含有大量的细菌，有研究表明，这些细菌对我们的身体有益。

13 为什么有两只眼睛，看东西却只有一个？

人类有两只眼睛，但为什么没有把物体看成两个呢？其结构原理和照相机类似。

　　人类的眼睛是什么样的结构，又是通过什么样的原理来看见物体的呢？人类眼睛的结构和照相机非常相似。如果把晶状体当作镜片，把视网膜当作胶卷的话，就会发现其原理几乎是相同的。但是，与只有一个镜片的照相机不同，人类有两只眼睛。尽管如此，我们还是能将对象物体清晰

眼睛的构造是怎样的？

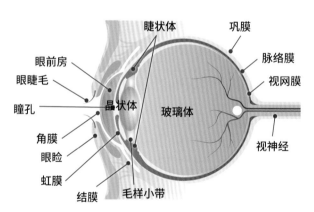

我们称为黑眼球的部分，被一种叫作角膜的透明的膜所覆盖着，其下方是黑茶色的虹膜。角膜的正中间有一个叫作瞳孔的孔，这个孔就是"眼瞳"。外界的光线由瞳孔射入，经由晶状体、玻璃体到达视网膜。眼白上有一层厚度为 1 毫米的巩膜，从眼睑的内侧到角膜的边缘覆盖着结膜。

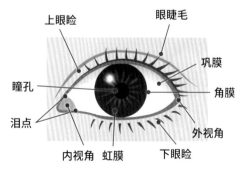

地看作一个，这是为什么呢？

请试着闭上一只眼睛，看完眼前的东西后，再闭上另一只眼睛看一次。是否东西的位置和角度发生了变化？但如果用两只眼睛看的话，我们就会把东西看成是一个。

这是因为我们的大脑将双眼各自看到的影像，作为信息接收并整合处理的结果。就是说我们"看到"的信息，不仅仅来自眼睛，大脑在其中也起到了很大的作用。

眼睛和照相机的构造非常相似！

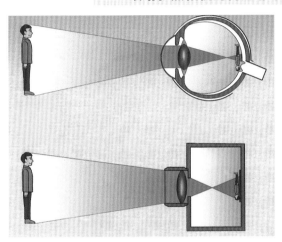

眼睛的构造和照相机的构造有许多共同点。如果把巩膜对应成照相机的机身，角膜对应成保护镜片的滤光器，虹膜对应成光圈，晶状体对应成镜片，视网膜对应成胶卷，你就会发现它们的构造几乎是相同的。如果晶状体变薄，我们就能看见远处的物体，如果变厚，我们就能看见近处的物体。也就是说，通过改变晶状体的厚度，就能对准"焦点"。

为什么用两只眼睛会把看到的东西看成一个呢？

由上图可以看出，外界的影像是上下颠倒地投影在视网膜上的。另外，当我们闭上一只眼睛来看对象物体时，它的位置也会发生变化。由此可见，我们的右眼和左眼，实际上看到的是两个不同的影像。尽管如此，我们没有把一个物体看颠倒，是因为经由视神经送来的左右两个影像信息，由大脑整合在了一起，并把颠倒的影像瞬间向正确的方向进行了修正。

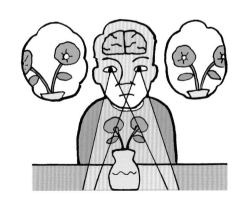

14 有两个鼻孔是为了避免嗅觉疲劳

我们的鼻子明明只有一个，为什么鼻孔却有两个呢？接下来我会详细地解说这个问题。

人类只有一个鼻子，但鼻孔却有两个，这是为什么呢？虽然到目前为止众说纷纭，但有一个假设也许能解释其缘由。那就是交替性鼻塞（生理性鼻甲周期）。实际上，约有八成的人一侧的鼻子经常是堵塞的。这种鼻塞的状态是由叫鼻甲的褶皱状部分膨胀，从而压迫了一侧的鼻孔所引起

鼻子的构造是什么样的？

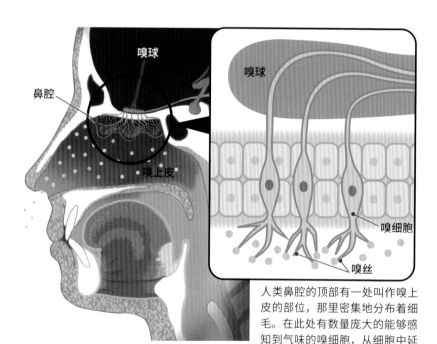

人类鼻腔的顶部有一处叫作嗅上皮的部位，那里密集地分布着细毛。在此处有数量庞大的能够感知到气味的嗅细胞，从细胞中延伸出来的被称为嗅毛的毛会捕捉气味物质。嗅觉信息经由嗅球传递给大脑进行处理。

的。在1～2小时的时间里循环交替进行，右侧鼻孔堵塞的话，接下来换左侧，再接下来又换右侧，像这样交替堵塞。为什么会发生这样的事情呢？关于其原因有各种各样的说法，虽然还不是很清楚具体原因，但普遍认为这是为了通过让一侧鼻孔休息来节约能量。

鼻孔有两个，如果其中一个堵塞的话，也不会对我们的呼吸造成实质性的影响。

实际上一侧的鼻孔堵塞是很正常的现象

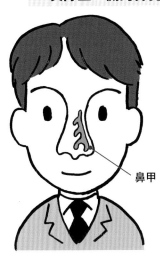

鼻甲

据说大约八成的人一直都是一侧鼻孔堵塞。每隔1～2小时，一侧鼻孔被称为鼻甲的黏膜覆盖的皱襞就会膨胀，从而堵住另一侧的鼻孔。为什么会发生这样的事情呢？其原因一直众说纷纭，至今也没有准确的答案。比较有代表性的说法有以下几个：通过堵塞一侧的鼻孔来降低感染病毒的风险；用堵塞的鼻孔能更好地嗅出难以辨别的气味；通过使堵塞一侧的鼻孔休眠，从而节约在呼吸中使用的能量。

如果只有一个鼻孔的话会怎么样？

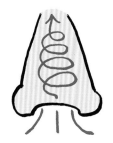

鼻子的内部会产生湍流，造成呼吸困难。

气味的种类有1万亿种

气味的种类数量庞大，分辨它们大大超出了自身的能力范围。

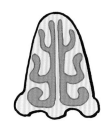

黏膜的面积变窄，会导致能捕捉到的灰尘和病毒的量减少。

15 为什么花样滑冰选手不会眩晕呢？

我们之所以能够保持平衡，是因为半规管的作用。那么半规管具体有哪些功能呢？

如果我们在原地连续转了几圈后一下子停下来，就会感到眩晕或站不稳……但为什么花样滑冰选手和芭蕾舞者，就算在原地做高速旋转之后还能继续表演呢？我们之所以会感到眩晕，是因为在半规管中有一种叫作壶腹帽的由密集绒毛组成的感觉细胞。它又被称为"感觉毛"，漂浮在淋巴

掌管人类平衡感的半规管是什么？

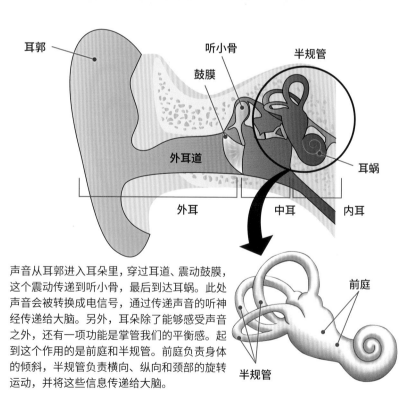

声音从耳郭进入耳朵里，穿过耳道、震动鼓膜，这个震动传递到听小骨，最后到达耳蜗。此处声音会被转换成电信号，通过传递声音的听神经传给大脑。另外，耳朵除了能感受声音之外，还有一项功能是掌管我们的平衡感。起到这个作用的是前庭和半规管。前庭负责身体的倾斜，半规管负责横向、纵向和颈部的旋转运动，并将这些信息传递给大脑。

38

液中。当人体旋转时，淋巴液会向身体旋转的相反方向流动，从而使壶腹帽发生倾斜，但当身体停止运动时，淋巴液和壶腹帽的倾斜由于惯性还会继续保持一段时间，所以就会使人产生眩晕。而花样滑冰选手之所以反复地进行旋转也不会眩晕，是因为其分泌出了一种能够抑制眩晕的神经传导物质"GABA"。那么要怎样才能分泌出这种物质呢？只有一种方法，那就是进行旋转时，尽量让自己看向旋转的方向，并坚持不懈地不断练习。

人在身体旋转停止后，为什么仍会感到眩晕？

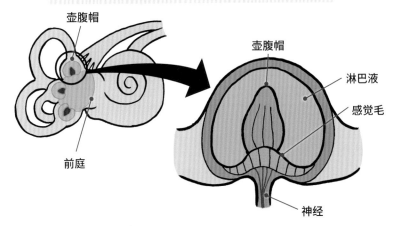

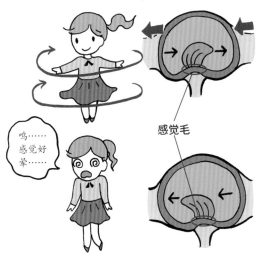

半规管上有一个被称为壶腹帽的器官，用来感应身体的旋转。当我们旋转身体时，淋巴液会流向与之相反的方向，壶腹帽则会追随着淋巴液的流动方向移动。而且即使身体停止了旋转，但由于淋巴液和壶腹帽的流动都不能立刻停下来，所以就算身体已经停下来了，可大脑却错误地认为身体仍在转动，结果就产生了眩晕。芭蕾舞演员和花样滑冰选手在理解了这个特质的基础上，为了不让自己产生眩晕，进行了很多有针对性的训练。

1.IQ（p.10）

将人类的智能水平数值化。IQ 是 Intelligence Quotient 的简称，中文译为"智商"。在许多国家，IQ 是让孩子接受恰当教育的一个基准。普遍认为，一般 IQ 在 100 以下的人属于智力落后，在 100～110 之间的人属于智力普通，在 110 以上的人属于智力发达。虽然 IQ 在帮助孩子的智力发展上是非常重要的基准，但由于其考试科目里不包含语言、音乐和创作活动等，所以存在无法测试孩子艺术才能的问题。另外，IQ 相关的考试种类繁多，不同国家的考试项目也不同，这也是我们必须要注意的。

2. 副交感神经（p.15）

副交感神经是自主神经的一种，人在放松的时候，副交感神经会活跃地工作。这个神经就像汽车的刹车一样，会在交感神经过度工作时起到抑制作用。副交感神经的主要功能为：①降低心率；②扩张脑血管；③收缩瞳孔；④促进消化；⑤促进排便、排尿。副交感神经活跃时，会出现偏头痛、流眼泪、脉搏过慢、疲倦等症状。另外，副交感神经在人们睡眠的时候会变得活跃，在人们平静、放松的时候以及饭后也会变得活跃。

3. 工作记忆（p.16）

工作记忆是指暂时地记住并处理某些信息的能力，也被称为"操作记忆"。工作记忆能够将输入大脑的信息并列保存，然后将其按照简单易懂的顺序重新排列。这时，大脑要判断该信息是否是必要的，如果是没用的东西就立刻从记忆中删除。这种能力在我们对话、读写、运动等日常生活中都起着非常重要的作用。所以，在工作记忆上有问题的孩子，经常会忘记老师说的话，也不会整理东西。诸如此类的例子有很多。

4. 交感神经（p.20）

交感神经是自主神经的一种，负责向内脏和全身的血管、皮肤等传递信息。这种神经的作用类似于汽车的油门，其主要功能有：①提高心率；②收缩脑血管；③扩张瞳孔；④使唾液不易分泌；⑤抑制消化；⑥调节体温；⑦收缩末梢血管。交感神经活跃的时候，多会出现头痛、眼睛和嘴巴干涩、呼吸困难、腹痛、便秘和腹泻、肩膀酸痛等症状。另外，交感神经是白天比较活跃的神经，在我们兴奋、受到惊吓、感到危险、压力和不安的时候也会活跃。

5. 神经细胞 (p.20)

神经细胞也被称为神经元，是专门用来传递和处理信息的特别细胞。神经细胞的形态具有两个特征，一是具有接收信息的突起——树突，另一个是具有发送信息的突起——轴突。多数情况下，树突从多条细胞体中延伸出来，并呈树枝状分布。各神经细胞的接合部分被称为神经突触，神经细胞之间通过神经突触进行信息传递。人类的大脑中有数百亿个神经细胞，这些数量惊人的神经细胞构筑起了一张极其复杂的网络，使人类能够进行各种各样的思考、产生感情和采取行动。

6. 黑色素 (p.28)

形成眼睛、皮肤、头发等颜色的色素。黑色素分为呈现黑色或褐色的真黑素和呈现红色或黄色的褐黑素，一般将前者称为黑色素。黑色素具有吸收紫外线、保护细胞的功能。日晒后皮肤变黑，是在紫外线照射下的皮肤因黑色素而产生的暂时性保护细胞的反应。但是，由于斑点等部位增加了超出必要范围的黑色素，从美容的角度来看也是个大问题。另外，需要注意的是，由于老化、炎症、疲劳、压力等原因，也会导致黑色素的增加。

7. 皮质醇 (p.33)

肾上腺皮质分泌的类固醇激素（由胆固醇生成的脂溶性激素）的一种。主要作用是促进肝脏生成糖分，代谢肌肉中的蛋白质，分解脂肪组织中的脂肪等的代谢，抗击炎症以及免疫抑制等。由于在受到压力时其分泌量会增多，所以也被称为压力激素。这种激素还有提高心率和体温、血压、血糖值，激活生物防御机制等重要作用。皮质醇的分泌量在早上最高，傍晚是早上的一半左右，深夜是 1/4 左右，它是一种在一天之内变动极大的激素。

8.GABA (p.39)

体内的一种氨基酸，是 γ-氨基丁酸（Gamma Amino Butyric Acid）的简称。GABA是大脑和脊髓中稳定精神的抑制性神经递质。它能抑制交感神经的活动，使兴奋的神经平静下来，有缓解压力、调整睡眠质量的效果。身体在疲劳和受到较强压力时，为了缓解这些疲劳和压力，会大量地消耗 GABA，从而导致 GABA 不足。如果GABA 不足，兴奋性的神经递质就会分泌过剩，使人无法放松并一直处于紧张状态。

第 2 章

心脏、血液、肺的
神奇之处

探索维持生命最前沿的
12个素材

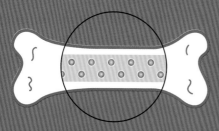

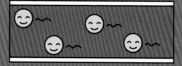

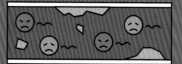

为了维持生命而不停工作的器官。
心脏、血液、肺等是生命的基石。
探索工作在人体最前沿的各种器官的另一面。

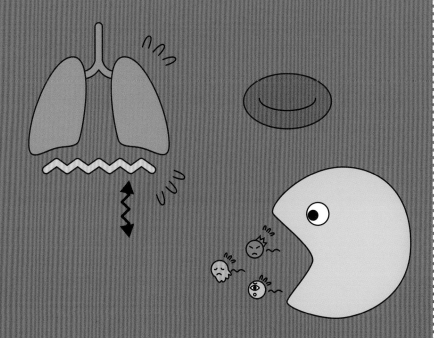

01 心脏的职责是输送氧气

心脏就像是一个输送血液的泵。它的职责是将含有氧气的新鲜血液输送到身体的各个角落，并将二氧化碳输送到肺部。

大家有没有听说过"起到心脏的作用"这样的表达方法？这是指在机械、系统、组织等许多要素的集合体中负责核心活动的部位。也就是说，对所有的生物来说，心脏都是承担着最为重要作用的内脏。其作用是将氧气输送到身体的各个角落，并将不需要的二氧化碳等气体排出。细胞总是

心脏由4个房间组成

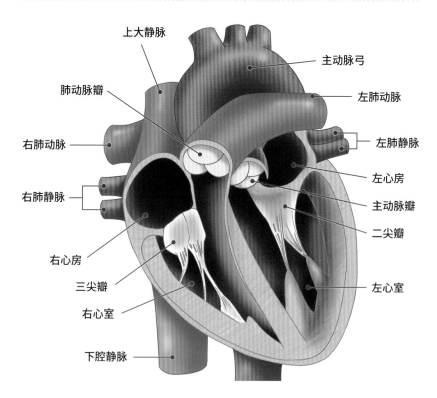

上大静脉
主动脉弓
肺动脉瓣
左肺动脉
右肺动脉
左肺静脉
右肺静脉
左心房
主动脉瓣
二尖瓣
右心房
三尖瓣
左心室
右心室
下腔静脉

在寻求新鲜的氧气。因为氧气滞留的部位会丧失功能。

那么，心脏具体是用什么方法来输送氧气的呢？在体内循环的血液，由叫作大静脉的大血管输送到位于心脏的4个房间之一的右心房。之后经由右心室输送到肺。在此处排出无用的气体，并在充分地获取氧气后，移动至左心房。然后，通过左心室的血液经由大动脉输送至全身，分发氧气的同时吸收无用气体。心脏作为输送血液的泵，不停地工作着。

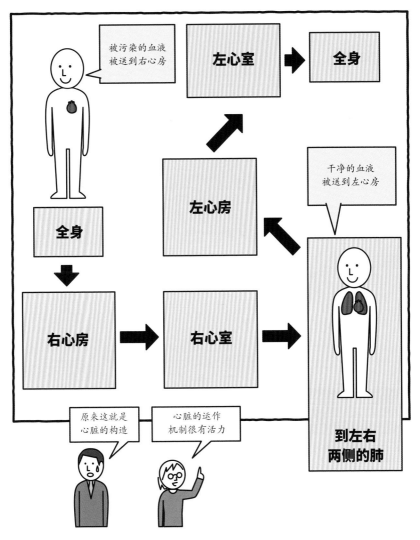

心脏每天要送出相当于一辆大型卡车重量的血液

心脏全年无休地持续工作。每天要重复约 10 万次膨胀、收缩运动，将总计 8 吨的血液持续不断地输送到全身。

　　怎样才能感知心脏的跳动呢？最简单的方法是测量脉搏。如果把手指放在手腕上，就会发现它在突突地不停跳动。我们把心脏的膨胀叫作"心跳"。此时会有大量的血液流向动脉。膨胀时的震动=心跳=脉搏，只要数一下，就能知道心脏跳动了多少次。如果脉搏数是70次/分，那1小时就是

通过脉搏了解心脏跳动的次数

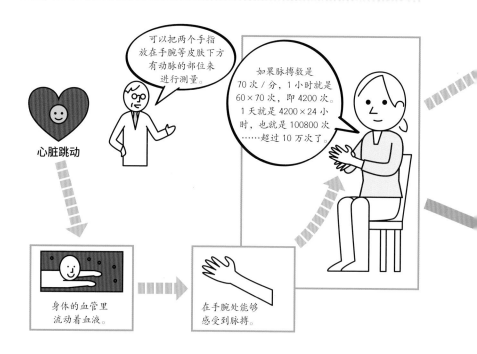

可以把两个手指放在手腕等皮肤下方有动脉的部位来进行测量。

如果脉搏数是70 次 / 分，1 小时就是 60×70 次，即 4200 次。1 天就是 4200×24 小时，也就是 100800 次……超过 10 万次了。

心脏跳动

身体的血管里流动着血液。

在手腕处能够感受到脉搏。

4200次。1天24小时，心脏就是不停地跳动了10万次以上。

心脏为什么能够做到不眠不休地持续跳动呢？因为心脏是由肌肉组成的，并且还同时具备了手臂、腿部的肌肉以及胃、肠等其他内脏肌肉的特性，是非常优秀的器官。所以成年人的心脏1分钟能输送5～6升的血液，1天能输送约8吨的血液。话虽如此，心脏也并不是完全不休息。心脏从膨胀到收缩，中间有0.1～0.2秒的间隙，心脏就是利用这段时间充分休息的。

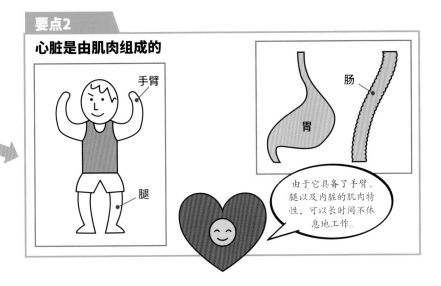

要点1

脉搏不是固定的

平时
正常值

紧张时
逐渐升高

剧烈运动时
升高

要点2

心脏是由肌肉组成的

手臂

腿

肠

胃

由于它具备了手臂、腿以及内脏的肌肉特性，可以长时间不休息地工作。

03 | 脑死亡是什么样的状态?

人类的死亡判定,基本上是根据心脏是否停止跳动来决定的,但也有少数的情况是即便心脏仍在跳动,但大脑的功能已经丧失了。

医生判断一个人是否死亡的基准是心脏是否还在跳动。但是,也存在心脏仍然跳动,但大脑已经失去功能的情况,这就是"脑死亡"。与之相似的状态是植物人状态。所谓的植物人,是指保留了脑干的功能,有恢复可能性的人。但脑死亡是指大脑、小脑等全部的脑功能都停止了,已经没

脑死亡和植物人是不同的吗?

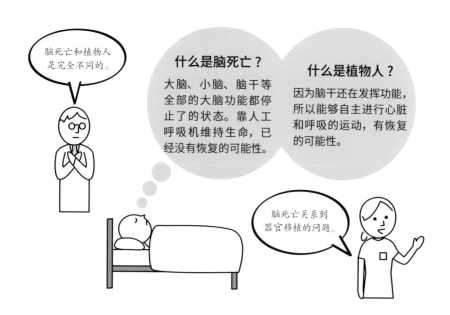

脑死亡和植物人是完全不同的。

什么是脑死亡?
大脑、小脑、脑干等全部的大脑功能都停止了的状态。靠人工呼吸机维持生命,已经没有恢复的可能性。

什么是植物人?
因为脑干还在发挥功能,所以能够自主进行心脏和呼吸的运动,有恢复的可能性。

脑死亡关系到器官移植的问题。

有恢复的可能性。如果没有人工呼吸机的话，就很难维持生命。

那么，在什么时候可以进行脑死亡的判定呢？答案是在捐献器官的时候。只有将脑死亡者的器官捐献给通过移植他人的器官有可能治愈自身内脏疾病的患者时，才能通过测定脑波和检查瞳孔等手段来确诊是否为脑死亡。在可以移植的器官中，眼球、肾脏、胰腺即便在心脏停止跳动的状态下也能捐献，但心脏、肺、肝脏、小肠这些器官，只有在脑死亡的状态下才能够移植。当然，器官捐献仅限于那些在生前有器官捐献意愿的人。

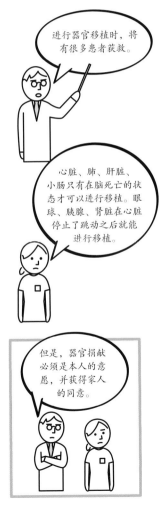

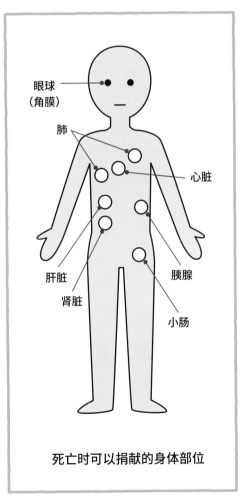

死亡时可以捐献的身体部位

04 在不同的年龄段，生成血液的场所也是不一样的吗？

流淌在我们身体里的血液，是由骨头中的骨髓生成的。据说身体里的血液大约用 4 个月的时间就会全部替换成新的。

血液是由身体的哪个部位产生的呢？血液是由骨骼生成的。准确地说，是由存在于骨骼中像海绵一样名叫"骨髓"的组织，日复一日生成的。此外，人在不同年龄段，生成血液的部位也会发生变化。婴儿时期，全身的骨骼都在生成血液，但长大成人之后，血液主要由颅骨、肋骨、胸

生成血液的骨髓的神奇之处

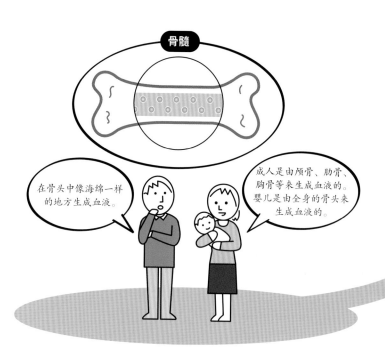

骨髓

在骨头中像海绵一样的地方生成血液。

成人是由颅骨、肋骨、胸骨等来生成血液的。婴儿是由全身的骨头来生成血液的。

骨、脊柱（保护脊髓的粗柱）、骨盆等身体中心部位的骨骼来生成。

　　人体内血液的量和体重成正比。血液约占体重的8%，所以当体重为50千克时血液就是4升，体重为20千克时血液就是2升，体重为4千克时血液就是350毫升。如果人体1/3的血液急剧流失，就容易导致死亡，所以在受伤或者手术等出现大量失血的情况下，普遍采用的方法是输入血液来进行补充。另外，大约4个月的时间，身体里的血液就会全部被新造出来的血液替换掉，旧的血液会随着尿液和粪便一起排出体外。

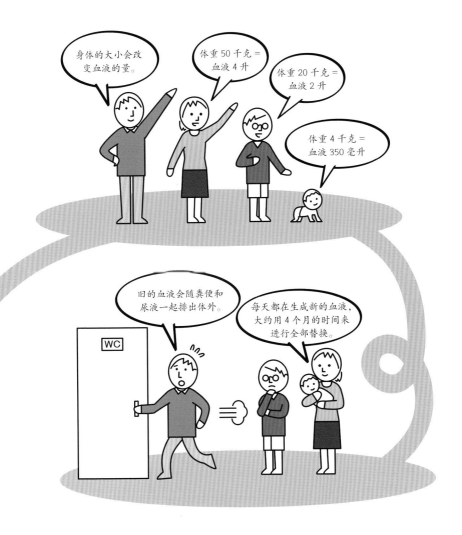

血液都起着哪些作用呢?

血液由红细胞、白细胞、血小板、血浆组成,它们各自担负着保护身体、维持健康的重要任务。

　　血液是由红细胞、白细胞、血小板等血细胞和血浆混合而成的。各自所占的比例分别为红细胞40%～45%,血浆45%～60%,白细胞和血小板1%以下。血细胞是由骨髓生成的,血浆则是由肝脏生成的蛋白质等溶于水中得来的。红细胞的主要职责是将氧气输送到身体的各个角落,同时回收二氧化碳等气体。红细胞中的血红蛋白在氧气多的状态下会变红,所以血

血液的成分有许多的作用

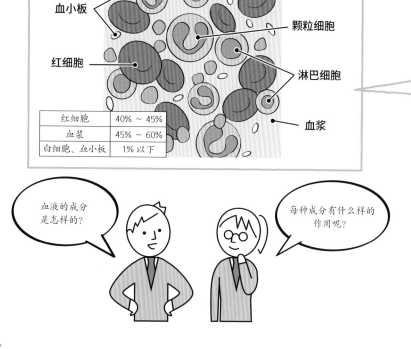

看起来是红色的。

　　白细胞有许多种类。为了同侵入体内的病毒或者细菌作战，白细胞在身体里到处巡视，一旦发现敌人就会立即进攻，保护我们的健康。血小板的工作是制止出血。一旦发现了伤口，血小板细胞就会聚集起来堵住伤口。止血后用蛋白质覆盖伤口并进行保护。血浆将水分、盐分、蛋白质、激素等氧气以外的重要物质运送到全身。另外，红细胞的寿命为4个月，血小板大约为10天，白细胞为几天至几年不等。

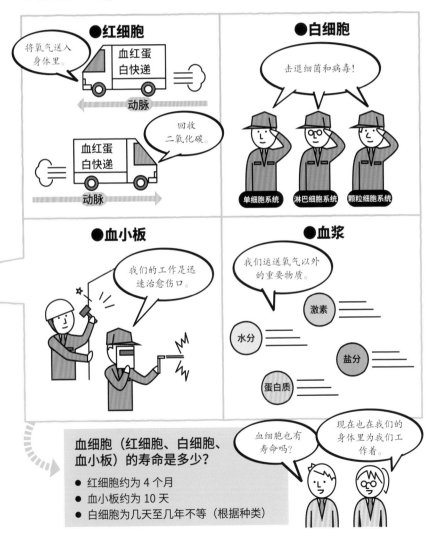

血细胞（红细胞、白细胞、血小板）的寿命是多少？

● 红细胞约为 4 个月
● 血小板约为 10 天
● 白细胞为几天至几年不等（根据种类）

06　动脉硬化从 10 岁就开始了？

动脉硬化是由于血液中的类脂质物质增加而引起的。由于类脂质物质牢牢地黏附在动脉上，导致血管堵塞，严重的有可能会危及生命。

　　动脉硬化是由于肉类等食物中含有的叫胆固醇的类脂质物质在血液中增加所引起的。健康人的血液会顺畅地在全身各处流走，但如果过多地摄取胆固醇的话，血液中的类脂质就会变多，血液的流动就会变差。血液会变得黏稠并容易堵塞。不仅如此，随着年龄的增长，血管的收缩性变差，

由饮食习惯引发的可怕疾病

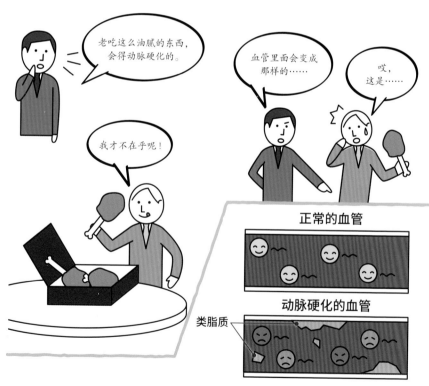

老吃这么油腻的东西，会得动脉硬化的。

血管里面会变成那样的……

哎，这是……

我才不在乎呢！

正常的血管

动脉硬化的血管

类脂质

类脂质物质就会牢牢地附着在血管内侧并使其变硬。这就是动脉硬化。

有的人从10岁左右就开始出现动脉硬化，但并没有出现什么症状。这样的人在成年后容易出现血栓、血管破裂等症状，同时也容易出现心肌梗死、脑梗死等可怕的疾病。最好的解决方法就是改变饮食习惯。控制肉类等含有过多胆固醇食物的摄入，多食用一些青鱼（沙丁鱼、秋刀鱼、鲂鱼等）、蔬菜、蘑菇等能使血液流动顺畅的食物，由此就能够改善我们的体质。

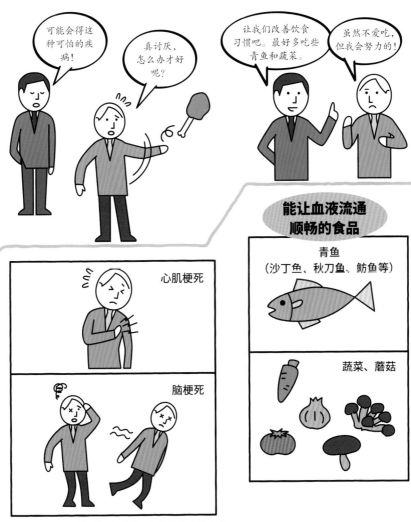

※ 因动脉硬化引起的血管破裂、血栓等导致的疾病。

07 淋巴有什么作用？

淋巴是从血液中分离出来的血浆的一部分进入淋巴管之后形成的液体。处理侵入体内的细菌和不需要的东西。

从血管渗出的血浆大半会再回到血管，不过约一成左右会被淋巴管吸收成为淋巴液。毛细淋巴管汇合的地方是淋巴结。淋巴液不断汇合最终形成胸管，流入锁骨下静脉，回到血液中。淋巴的主要作用是击退侵入体内的病毒和细菌，同时回收体内的代谢物并排出体外。存在于淋巴里的细胞

淋巴是保护身体的防线

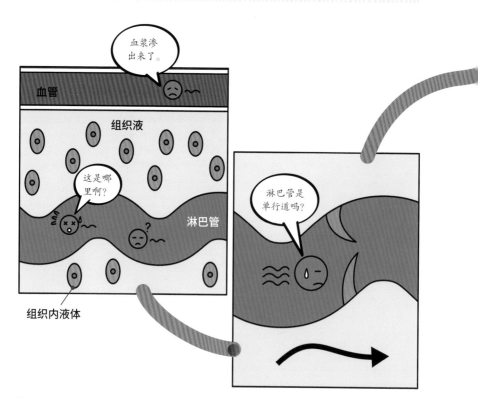

被称为免疫细胞，免疫细胞分为2种。一种是淋巴细胞，属于白细胞的一种。NK细胞会攻击感染了细菌和病毒的细胞。B细胞会生成抗体。T细胞（抑制T细胞、辅助T细胞、杀伤T细胞）会记住曾侵入过的病原体并排除它们。另一种是吞噬细胞的中性粒细胞和巨噬细胞。这些细胞会捕食病原体并抑制感染的扩大。最后，淋巴结成为清除病原体和代谢物的最终防线。

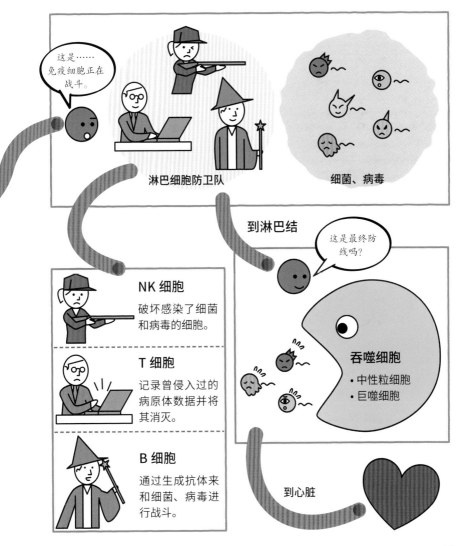

辨别血型差异的方法是什么?

血型分为 A 型、B 型、O 型和 AB 型 4 种。通过检查红细胞膜表面的成分就能清楚它们之间的区别。

最有代表性的血型区分法是ABO型。其他的还有Rh型,虽然分为正负两类,但由于绝大多数的人都是Rh+型,所以没什么意义。所谓的ABO型,是把血型分为A型、B型、O型和AB型4种的方法。分类的方法极为简单,只要查一下红细胞膜表面的成分就能知道。A型,红细胞里带有A型物

知道血型很重要

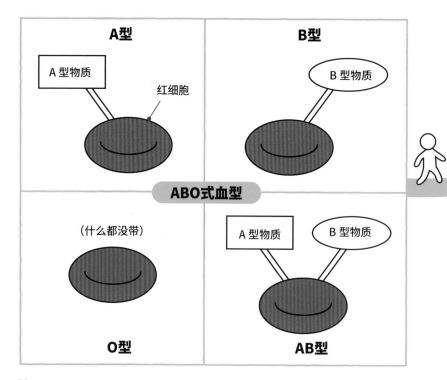

ABO式血型

A型
A 型物质
红细胞

B型
B 型物质

O型
(什么都没带)

AB型
A 型物质
B 型物质

质。B型，红细胞里带有B型物质。O型，红细胞里什么都不带。AB型，红细胞里既带有A型物质也带有B型物质。那么，为什么要知道血型呢？首先是输血。因为输入不同血型的血液会使人体出现排斥反应，导致红细胞融解、血液凝固等危及生命的问题。因此，在医院的病床上一定会标明患者的血型。还有就是亲子鉴定和血型的关系，例如与A型和O型血的人只能生出AO型血的人一样，双亲的血型也限制了孩子的血型。

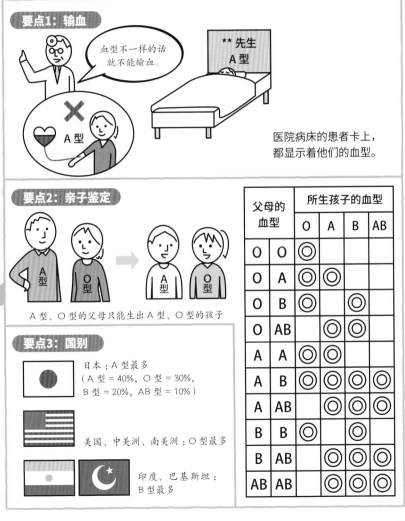

要点1：输血

血型不一样的话就不能输血。

** 先生
A 型

A 型

医院病床的患者卡上，都显示着他们的血型。

要点2：亲子鉴定

A 型、O 型的父母只能生出 A 型、O 型的孩子

父母的血型		所生孩子的血型			
		O	A	B	AB
O	O	◎			
O	A	◎	◎		
O	B	◎		◎	
O	AB		◎	◎	
A	A	◎	◎		
A	B	◎	◎	◎	◎
A	AB		◎	◎	◎
B	B	◎		◎	
B	AB		◎	◎	◎
AB	AB		◎	◎	◎

要点3：国别

日本：A 型最多
（A 型 = 40%，O 型 = 30%，
B 型 = 20%，AB 型 = 10%）

美国、中美洲、南美洲：O 型最多

印度、巴基斯坦：
B 型最多

09 简直就是空气净化器！ 气管和支气管的作用

气管是空气通过喉咙到达肺部的通道。支气管是将气管送来的空气送到肺部的管道，呈枝状分布在整个肺部。

气管是呼吸时为了让空气通过的通道。吸入的空气到达肺部，呼出时通过喉咙从口鼻排出体外。支气管是为了将从气管送达的空气送进肺部的器官，细细的呈枝状分布的支气管末端附着有囊状的肺泡。这些肺泡吸收围绕其四周的毛细血管送来的二氧化碳等不需要的气体，并将新鲜的氧气

保证安全地吸入空气，扮演过滤器角色

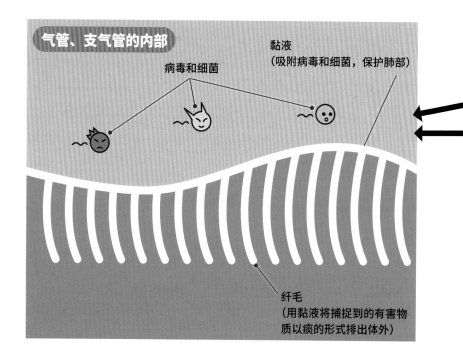

气管、支气管的内部

病毒和细菌

黏液
（吸附病毒和细菌，保护肺部）

纤毛
（用黏液将捕捉到的有害物质以痰的形式排出体外）

输送到血液里。

　　气管和支气管最大的任务是保护身体不受随着空气侵入的病毒和细菌等病原体的侵害。因此，气管和支气管是由为了不让吸附的病原体逃跑而分泌附着黏液的黏膜组成的。被称为"纤毛"的细胞将吸附的病原体从喉咙排出体外。这时排出体外的黏液就是痰。气管、支气管具有保持适当湿度、降低肺部负担的功能，它们发挥着清洁人体的过滤器的作用。

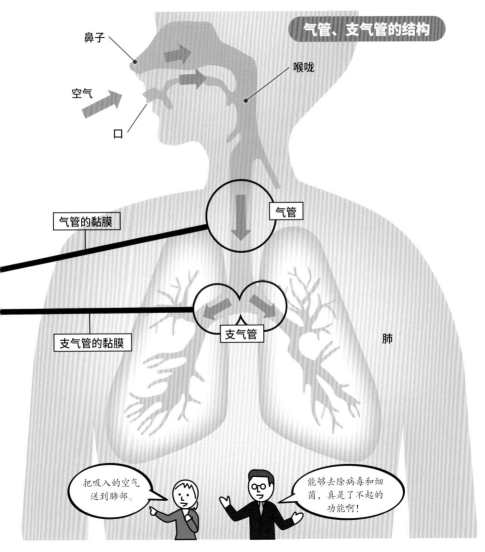

气管、支气管的结构

鼻子

空气

口

喉咙

气管的黏膜

气管

支气管的黏膜

支气管

肺

把吸入的空气送到肺部。

能够去除病毒和细菌，真是了不起的功能啊！

肺部进行呼吸的过程

肺部通过吸入空气，将氧气随血液运送到身体各处，并排出二氧化碳等不必要的气体。

　　肺和旁边的心脏以团队合作的方式进行工作。通过气管和支气管吸入肺泡里的空气，肺只从中将氧气吸收到毛细血管的血液里。含有氧气的血液通过肺泡的血管输送至心脏，流向动脉，并到达全身。肺泡的血管输出氧气，并将从静脉运送来的血液中的二氧化碳等输送到肺泡内的空气中。然后以相反的顺序向支气管和气管排出。通过吸入氧气和呼出不需要的气

交换氧气和不需要气体的重要器官

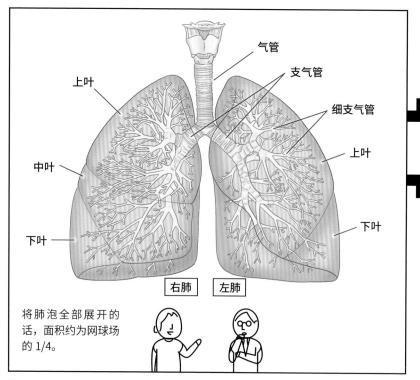

将肺泡全部展开的话，面积约为网球场的 1/4。

体，人类就能够生存下去，这叫作"呼吸"。呼吸有两种方式。首先，通过肺和心脏的协作来进行氧气和不需要气体的交换，这被称为外呼吸。展开后相当于网球场1/4大小的肺泡，不断地进行着吸收和排出。而与外呼吸相对的内呼吸，是指运送氧气的红细胞（血红蛋白），从运送目的地的细胞处接收交换下来的气体。将内呼吸中收集到的气体排出体外，将外呼吸中供给的氧气运送到红细胞，像这样一连串的过程就构成了呼吸的运作机制。人在活着的时候一刻都不能停止呼吸。

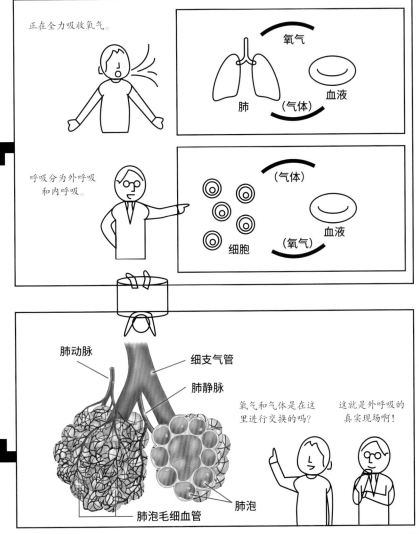

肝脏是需要完成 500 多个任务的多功能器官

肝脏有许多作用，包括分解并再合成营养物质的代谢和营养物质的储存，以及生成胆汁、调节血流量等。

　　肝脏与胃肠等消化器官不同，它是全部由细胞组成的器官。肝脏是人体内最大的器官，成年人的肝脏重量能达到1～1.5千克。那么，肝脏都起着什么样的作用呢？实际上，肝脏是需要完成500多个任务的多功能器官。其中最具代表性的就是代谢。具体来说，就是对消化器官等吸收的蛋白质、脂肪、碳水化合物等营养素进行化学处理，将其分解、再合成为葡萄糖和

肝脏是重要的多功能器官

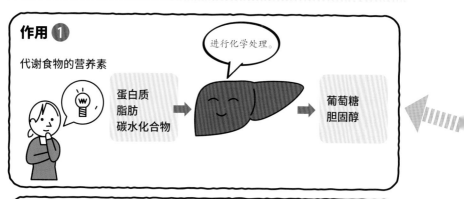

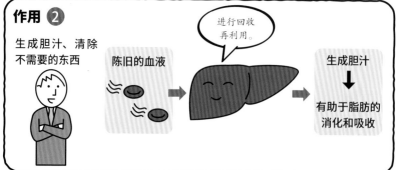

胆固醇等，使其便于被人体利用。

　　另外，生成胆汁也是肝脏的重要功能。能够对陈旧的血液成分进行回收再利用的胆汁被储存在胆囊中，以此吸收其中的水分，使其成分浓缩。虽然肝脏主要的功能是清除身体里不需要的东西，但也有促进脂肪的消化和吸收的功能。在肝脏的众多功能中最受关注的就是分解酒精的作用。人在饮酒过量时，可以通过肝脏将酒精分解，使其无害化。肝脏也能去除身体里的有害成分。除了以上这些之外，肝脏还负责调节身体的血流量。因为它常常储备着大量的血液，导致肝脏的颜色呈现红黑色。

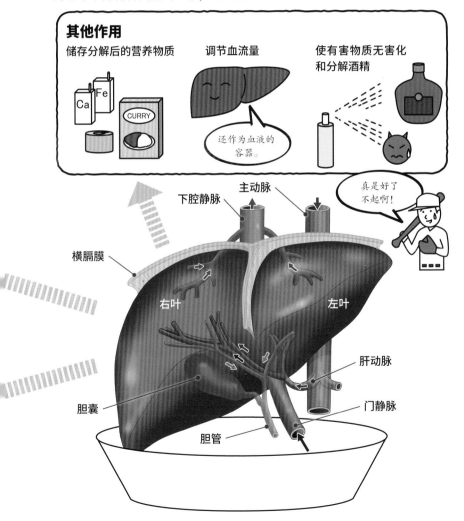

其他作用

储存分解后的营养物质　　调节血流量　　使有害物质无害化和分解酒精

还作为血液的容器。

下腔静脉　　主动脉

真是好了不起啊！

横膈膜

右叶　　左叶

肝动脉

胆囊

门静脉

胆管

12 打嗝是痉挛的信号

人之所以会打嗝，是因为用于呼吸的横膈膜产生痉挛，导致呼吸节奏比平时快。

人类是用肺来进行呼吸的，但肺自己不会运动。它是通过位于下方的一个叫作横膈膜的肌肉来运动的。吸气时，横膈膜会向下下降。通过横膈膜向下拉伸的力量，可以使肺部膨胀。呼气时，横膈膜会向上抬升。受到横膈膜的压力，肺部就会收缩。因为横膈膜也像心脏一样不眠不休地持续工作，所以我们的呼吸不会停止。横膈膜平时都是按照固定的节奏来进行

怎样才能制止横膈膜痉挛呢?

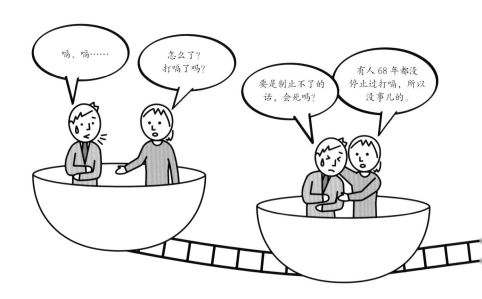

呼吸的。

　　但是，本该固定的呼吸节奏，有时也会因一个突发事件而被打乱。强烈的紧张感，或者急急忙忙地喝下热的或冷的东西时，都容易引发横膈膜的痉挛。由于这样会突然引起多余的呼吸运动，导致喉咙深处的声带开始活动并打出嗝来。虽然还不清楚制止打嗝的方法，但在美国，有个人从28岁到96岁的68年间一直都在打嗝，由此看来打嗝并不会伤及性命。

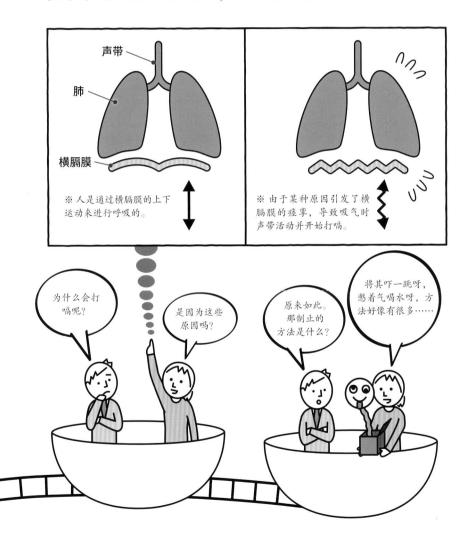

术语解释②

1. 植物人 (p.48)

指大脑由于外伤或者疾病而失去意识，并在这种失去意识的状态下生存的人。植物人的"植物"并不是指像植物一样不能活动，而是指只有植物性功能在运作，动物性功能没有运作的状态。1972 年布莱恩·珍内特和弗雷德·普拉姆将这种状态命名为"植物状态"，从那以后这个词就被固定下来。但很多人认为植物人这个词不太尊重人权，所以最近逐渐改称为"植物状态的人"。

2. 骨髓 (p.50)

存在于骨骼中心的柔软组织。骨髓具有生成血细胞（红细胞、白细胞、血小板）的造血功能，因为它是红色的，所以被称为红骨髓或红髓。失去造血功能而脂肪化的骨髓，因呈黄色而被称为黄骨髓或黄髓。骨髓中造血干细胞全部可以分化为血液细胞，也有可以进行自我复制的被称为"血液种子"的细胞。另外，骨髓内部混合有各种分化阶段的血液细胞，只有充分分化的血液细胞才会从骨髓进入血液中。因此，通常情况下不成熟的细胞不会从骨髓进入血液中。

3. 血红蛋白 (p.53)

人类的血液中含有色素蛋白质（血色素）。血红蛋白主要由含铁的正铁血红素和由蛋白质构成的胶质蛋白组成。血红蛋白与氧气结合的能力很强，能将氧气输送到全身，还能通过肺将堆积在组织中的二氧化碳排出体外。血液之所以是红色的，就是因为这个正铁血红素拥有红色素。血红蛋白值低容易引发贫血，血红蛋白不足的主要原因是铁的不足。摄取富含铁的食物可以有效地提高血红蛋白的含量。

4. 胆固醇 (p.54)

类脂质的一种。人体内通常储存着 100 ~ 150 克的胆固醇，这是生成激素、细胞膜、胆汁酸等的材料。由于胆固醇不能直接溶解在血液中，所以需要乘坐 LDL 和 HDL 这两种胶囊型的交通工具运送到血液中。LDL 的作用是将胆固醇运送到全身，起到"运输卡车"的作用。HDL 的作用是将多余的胆固醇回收返回到肝脏，起到"清洁卡车"的作用。LDL 胆固醇增加过多，会破坏胆固醇的平衡，伤害血管，导致血管内部变窄。因此，LDL 胆固醇被称为坏胆固醇，HDL 胆固醇被称为好胆固醇。

5.NK 细胞 (p.57)

自然杀伤细胞。NK 细胞是一种一旦发现病毒感染细胞或癌细胞就会立即进行攻击的淋巴细胞。普遍认为该细胞在作为身体防卫机制的自然免疫中扮演着核心角色。NK 细胞占血液中淋巴细胞的 10% ～ 30%。另外，NK 细胞拥有穿孔蛋白、丝氨酸蛋白酶等细胞伤害因子。穿孔蛋白能在目标细胞的细胞膜上穿孔。丝氨酸蛋白酶能够诱导目标细胞，使其死亡。NK 细胞对癌等异物没有特异性的免疫反应，而是非特异性地攻击以前没有遇到过的所有细胞。

6.T 细胞 (p.57)

这个细胞是淋巴细胞的一种，由骨髓生成，具有各种各样的功能。占淋巴细胞的60% ～ 80%，大致分为杀伤性 T 细胞和辅助性 T 细胞两种。杀伤性 T 细胞能够杀伤并排除掉病毒感染细胞、癌细胞和细菌等，对细胞性免疫有着重大作用。辅助性T 细胞对抗原刺激产生反应，发挥着调节其他免疫细胞功能的作用。近年来，Th17细胞、可控性 T 细胞、滤泡辅助 T 细胞、免疫记忆 T 细胞、NKT 细胞等各种各样的 T 细胞相继被发现，至今仍是一个谜团很多的细胞。

7.B 细胞 (p.57)

淋巴细胞的一种，也叫 B 淋巴细胞，占淋巴细胞的 20% ～ 40%。作用是产生排除侵入体内的病原体所需的抗体，与体液性免疫有关。由于一个 B 细胞只能产生一种抗体，通过改变抗体遗传基因的组合等，细胞可以生产出 1 亿种以上的抗体，以应对多种多样的病原体的入侵。病原体侵入体内后，具有相应抗体的 B 细胞主要与辅助性 T 细胞合作产生抗体。B 细胞具有一种特性，就是能够将反应过的病原体其中的一部分作为记忆细胞保存在体内，当相同的病原体再次侵入时就能够迅速做出反应。

8. 葡萄糖 (p.64)

为动物和植物提供活动能量的单糖类（不能再分解的糖）。因为最早从葡萄中被发现而得名。葡萄糖和砂糖都是向全身传递能量的物质，但在速效性这一点上，葡萄糖比砂糖要优秀很多。也就是说，它是最容易被身体吸收的糖。而且，在通常的生活中，能成为大脑能量的只有葡萄糖，为了能让大脑很好地工作，据说一天大约需要 120 克的葡萄糖。葡萄糖摄入不足会降低人的思考能力，使人没有干劲或者心情烦躁。

第 3 章

胃部、肠道、泌尿器官的神奇之处

通俗易懂地解说生理现象的16个素材

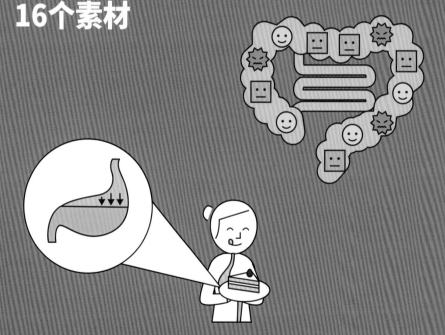

有些生理现象难免让人感觉不好意思……
本章中就将为大家通俗易懂地解说这些生理现象，
介绍胃、肠、泌尿器官的神奇之处。

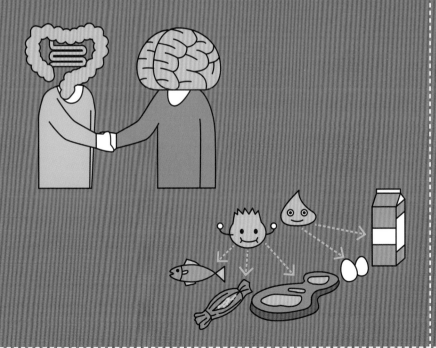

唾液能够清洁口腔吗？唾液、唾沫、口水的区别是什么？

唾液、唾沫、口水，都是从口腔分泌出来的液体，它们有什么不同呢？本章我会讲解它们之间的不同之处。

唾液、唾沫、口水，这些都是从嘴里流出的无色透明液体，它们之间有什么不同呢？实际上，这3种液体的成分几乎是相同的。从嘴里流出的无色透明的分泌液，无意识地从嘴里垂下来的叫"口水"，有意识地从嘴里吐出来或飞出来的叫"唾沫（唾液）"。唾液的成分中，99%以上是水

口水和唾沫、唾液的定义

口水

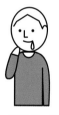

口水和唾沫，都是从口腔中分泌出来的消化液，成分是相同的，但口水指的是"无意识地从嘴里流出来的东西"。

唾沫、唾液

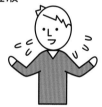

唾沫、唾液是指人有意识地将口腔分泌出来的消化液排出体外的液体。其成分中99%以上是水分，剩下的是固体成分，含有黏蛋白和一种叫作淀粉酶的酶。

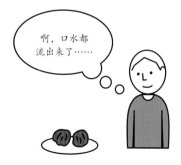

啊，口水都流出来了……

任何人只要一看到梅干、柠檬等酸的东西，就会条件反射地从嘴里涌出唾液。据说这是因为大脑记得人曾经感受到酸味时的反应。

分，剩下不足1%的是固体成分，含有一种叫作黏蛋白的黏稠的物质和一种叫作淀粉酶的酶。唾液从耳下腺、舌下腺、颌下腺这3个地方分泌出来，一天分泌1～1.5升。普遍认为唾液除了具有消化作用之外，还有修复牙釉质的再石灰化作用、保护黏膜的黏膜保护作用、保持口腔内清洁的净化作用、防止杂菌繁殖的抗菌作用、中和偏酸性口腔的缓冲作用等。顺带说一下，有的人睡觉时口水会从嘴里流出来，这主要是因为用嘴呼吸（会增加患上各种疾病的风险）导致的，所以需要注意。

人类有3种唾液腺

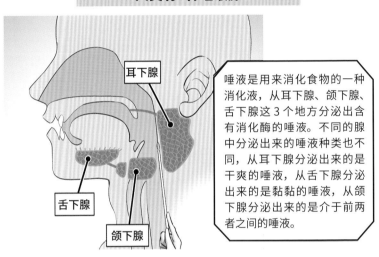

耳下腺

舌下腺

颌下腺

唾液是用来消化食物的一种消化液，从耳下腺、颌下腺、舌下腺这3个地方分泌出含有消化酶的唾液。不同的腺中分泌出来的唾液种类也不同，从耳下腺分泌出来的是干爽的唾液，从舌下腺分泌出来的是黏黏的唾液，从颌下腺分泌出来的是介于前两者之间的唾液。

干爽的唾液和黏黏的唾液

干爽的唾液

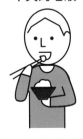

主要在吃饭的时候出现。

黏黏的唾液

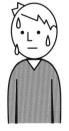

主要是在紧张或焦虑的时候出现。

干爽的唾液由副交感神经控制，具有保持口腔清洁、帮助消化吸收的作用。黏黏的唾液由交感神经控制，可以防止口腔黏膜受伤、为黏膜保湿、防止细菌侵入体内。

为什么吃饱了饭还能吃下甜品？

在吃饭后甜点的时候，经常能听到"吃饱了也能吃得下"的说法。难道人真的有另一个专门用来装甜品的胃吗？

　　明明都已经吃饱饭了，但一看到美味的甜点，就会想把它也吃掉，一边说着"吃饱了也能吃得下"，一边吃得一干二净。这个"吃饱了也能吃得下"的概念，只是为了想吃而找的单纯借口，还是胃里真的有多余的空间呢？

胃膨胀为平时的30倍左右！

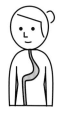

饭前

胃的容量是 50 毫升
（棒球的大小）

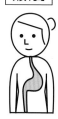

饭后

胃的容量是 1500 毫升
（1.5 升塑料瓶的大小）

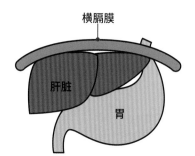

横膈膜

肝脏

胃

胃是由像橡胶一样可以伸缩的肌肉构成的。因此，最大能够膨胀到 30 倍左右。另外，胃位于胸部和腹部交界处的横膈膜下方，此处其他的大器官只有右侧的肝脏，所以胃即使膨胀得很大也没有问题。

实际上，从科学的角度来说，吃饱了也能吃得下是正常的。人类在看到自己喜欢的食物时，胃肠会变得活跃起来。即使已经吃饱了，但当看到自己想吃的食物时，大脑就会分泌一种叫作"食欲素"的脑内激素，使胃部的肌肉变得松弛，并将里面的东西运送至小肠，创造出能够吃得下那个食物的空间。另外，胃是由具有柔软性和伸缩性的肌肉构成的器官，能够在一定程度上塞进更多的食物。

这就是"吃饱了也能吃得下"的真实原因。话虽如此，吃得过多还是会影响健康的，所以尽量不要这么做。

"吃饱了也能吃得下"有科学依据！

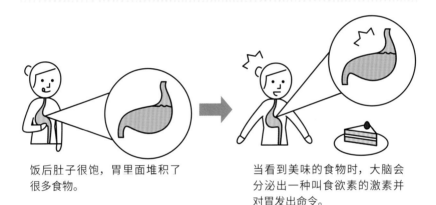

饭后肚子很饱，胃里面堆积了很多食物。

当看到美味的食物时，大脑会分泌出一种叫食欲素的激素并对胃发出命令。

"吃饱了也能吃得下"这个说法，是有科学依据的。人即使吃饱了，在看到想要吃的东西或喜欢的东西时，也会涌现出"想要吃"的想法，在大脑里会分泌出一种叫作食欲素的激素。这种激素使得胃部的肌肉变得松弛，并创造出能够容纳下新食物的空间。

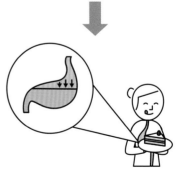

为了能放得下这些食物，存满食物的胃会腾出空间来。

03 人一饿肚子就会叫，说明胃肠健康

人一饿肚子就会发出"咕"的叫声，那个声音果真是因为饿了而发出的叫声吗？

很多人都有过肚子"咕"地发出叫声，令自己感到很不好意思的经历吧。这种现象在医学上被称为"腹鸣"。食物进入胃里后，为了将其消化，胃会从入口的贲门到出口的幽门之间进行蠕动运动。蠕动运动是指与毛毛虫的起伏状运动相似的动作。通过这种蠕动运动，胃里的东西被充分

食物进入胃里之后都发生了什么？

饭后，胃里充满了食物

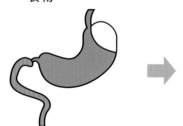

开始进行蠕动运动，食物和胃液混合在一起

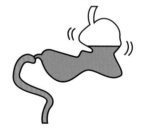

食物一点一点地被送入十二指肠

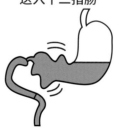

食物通过食管进入胃后，胃会随着食物的量相应地扩张变大。然后，胃开始进行蠕动运动，将食物和胃液混合在一起，搅拌，变得黏稠。之后将这种黏稠物一点一点地送入十二指肠。

搅拌，并被一种叫作胃蛋白酶的消化酶将蛋白质分解掉，变成像粥一样的状态，之后再被送入十二指肠。肚子发出叫声就是在这个时候，此时十二指肠会分泌出一种叫作胃动素的激素，为了将胃里的残渣全部送到十二指肠，胃就开始进行强劲的收缩运动，导致胃里的空气受到挤压，就会"咕"地发出叫声。也就是说，这是在结束消化后才会发出的叫声，肚子发出叫声证明胃肠很健康，并且把食物都很好地消化掉了。另外，由肠道内细菌产生的气体引发的饥饿收缩也会使肚子发出叫声。

为什么肚子一空就会叫呢？

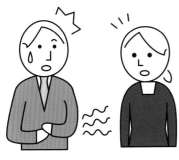

肚子为什么会发出"咕"的叫声呢？可能许多人认为这是饿了的信号。肚子发出叫声的原因大致可分为两种。第一种是食物被搅拌后送去十二指肠时，胃里的空气由于"空腹期收缩"受到挤压而引起的叫声。第二种是食物从胃输送到肠道时，产生的气体，以及紧张、压力等刺激肠胃，引发"饥饿收缩"，导致肚子发出叫声。

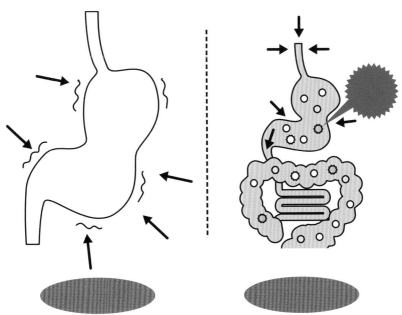

胃灼热的原因是什么？

吃太多、喝太多之后就可能出现胃灼热的症状。在胃和食管里究竟发生着什么样的现象呢？

暴饮暴食或吃了油腻的食物后，总感觉胸口恶心不舒服，食管也有些刺痛。尤其是人到中年之后，很多人被胃灼热所困扰。本来，食物在进入胃部后，作为胃入口的贲门会闭合，以防止里面的内容物逆流。但是，如果吃得过多，会导致贲门周围的食管下括约肌松弛并打开贲门，从而产生内容物逆

胃灼热有哪些症状？

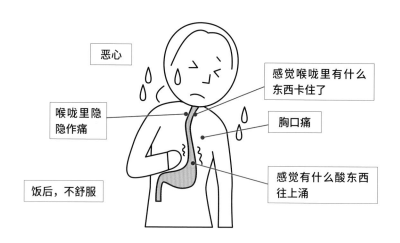

所谓胃灼热，是指暴饮暴食或吃了油腻的食物后，食管或胸部等处出现的不适症状。普遍认为胃灼热是由于胃入口处贲门的肌肉"食管下括约肌"舒张，使本来不会逆流的胃液、胃酸和食物残渣等向上逆流，导致食管附近的黏膜受到刺激而引起的。

流。这时产生的各种不适感就是我们常说的胃灼热。胃灼热的正式名称是胃食管反流症（GERD），症状严重时食管黏膜会出现糜烂和溃疡。出现异常病变时被称为反流性食管炎（常见于老年人和肥胖人群）。另外，即便是体形偏瘦的年轻女性也可能患有GERD，这种情况被称为非糜烂性胃食管反流症，与通常的反流性食管炎不同，其特点是没有病变。像这样的食管炎如果放任不管的话，有可能会发展成食管癌，所以需要引起注意。

胃灼热是怎么引起的?

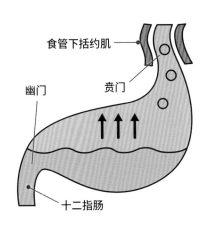

正常来说，在食物进入胃里后，贲门会关闭，胃酸、胃液和食物就不会发生逆流。但如果暴饮暴食的话，食物就会滞留在胃里，导致食管下括约肌因松弛而打开贲门，从而引发逆流现象。另外，普遍认为胃里内容物的逆流也和腹压的升高有关。如果逆流严重的话，食管的黏膜会出现糜烂和溃疡，这被称为"反流性食管炎"。

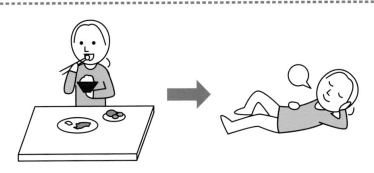

为了防止胃食管反流症，也就是所谓的胃灼热，在生活上有几个需要注意的地方。首先是不要吃太多、喝太多。其次是吃东西时身体的姿势不要前屈，也不要用力收紧腰带。另外，吃完东西后不要马上躺下，这一点也很重要。

压力为什么会导致胃穿孔？
胃液为什么没有把胃溶解掉？

胃液（胃酸）拥有连铁块都能溶解掉的强酸性。那么，为什么拥有如此强酸性的胃液没有把胃溶解掉呢？

胃的内侧有凹凸不平的胃壁，胃液就是从那里分泌出来的。胃液不仅能在胃里进行消毒、杀菌，还能起到帮助消化的作用。胃液是由消化氧的胃蛋白酶、黏液和盐酸组成的，由于具有非常强的酸性，也被称为胃酸。据说胃酸的酸性连铁都能溶解掉。而胃酸之所以没有把胃溶解掉，是因为有一种叫作黏蛋白的黏稠物质保护着胃黏膜，同时胃也会分泌一种碱性离子来中和胃

胃液的成分是什么？

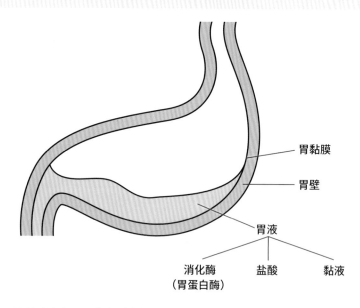

胃液中含有胃蛋白酶（消化酶）、俗称胃酸的盐酸以及黏液。胃液并不是一直分泌的，而是当我们闻到美食的气味、有食物进入我们的胃里时才会分泌出来的。因为我们每顿饭都会分泌出 500 ～ 700 毫升的胃液，所以一天分泌的量能达到 2 升。

酸。黏蛋白不仅能够保护胃黏膜，还能保护其他的黏膜。像泪液、唾液、肠液这些与黏膜接触的地方分泌出的液体里都含有黏蛋白。虽说胃酸不会溶解掉胃，但要是暴饮暴食、精神压力过大等原因造成身体状况下降的话，身体就会很难分泌出保护胃壁的黏蛋白，造成胃里出现糜烂或溃疡，最终可能会导致胃穿孔，所以请多加注意。"压力会导致胃穿孔"，可以说是由于身体状况不佳导致无法保护胃不受胃酸伤害的一种状态。

胃为什么没有因胃酸而被溶解掉？

胃酸具有连铁都能溶解掉的强酸性。

**胃蛋白酶分解蛋白质，
盐酸杀死胃里的杂菌。**

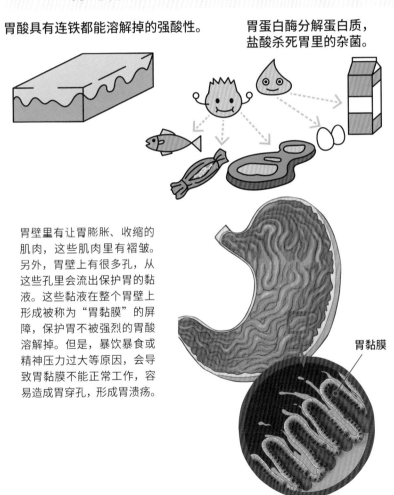

胃壁里有让胃膨胀、收缩的肌肉，这些肌肉里有褶皱。另外，胃壁上有很多孔，从这些孔里会流出保护胃的黏液。这些黏液在整个胃壁上形成被称为"胃黏膜"的屏障，保护胃不被强烈的胃酸溶解掉。但是，暴饮暴食或精神压力过大等原因，会导致胃黏膜不能正常工作，容易造成胃穿孔，形成胃溃疡。

胃黏膜

为什么幽门螺杆菌能在连铁都能溶解的胃酸里存活下来?

幽门螺杆菌为大家所熟知。本节将为大家解说能够在连铁都能溶解的胃酸中生存的幽门螺杆菌的真实情况。

　　引发胃癌等各种各样胃病的细菌,俗称幽门螺杆菌(*Helicobacter pylori*)。幽门螺杆菌栖息在胃里,如果长期停留的话,会损伤胃黏膜,并引发胃溃疡、胃癌、十二指肠溃疡等疾病。胃酸虽然具有连铁都能溶解的强酸性,但幽门螺杆菌却能够在胃酸中持续地存活下来。其原因正如插图所示,

连胃酸都不能被溶解的幽门螺杆菌是什么?

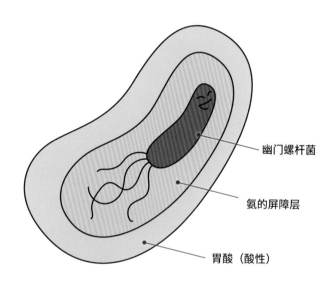

幽门螺杆菌

氨的屏障层

胃酸(酸性)

　　普遍认为幽门螺杆菌是造成胃癌的最主要原因,它即使暴露在连铁都能溶解掉的具有强酸性的胃酸里也不会溶化。普通的细菌甚至无法在胃酸里生存,但幽门螺杆菌却能够活跃地在其中到处游走。原因是幽门螺杆菌会分泌出一种叫作尿素酶的酶,在自己的周围形成了一个氨的屏障层,中和胃酸并保护自己。

幽门螺杆菌通过一种叫尿素酶的酶，形成了一个氨的保护屏障。幽门螺杆菌栖息在人类的胃中，其中20多岁的人占15%、40多岁的人占35%、60多岁的人占60%以上。据说其感染时间是在胃还没有发育好的5岁之前，通过食物和饮料等进入人体。因此，为了防止感染幽门螺杆菌，父母有必要彻底管理好孩子的卫生。定期进行内镜等检查，如果一旦发现幽门螺杆菌，就要用抗菌药等立即进行除菌。

幽门螺杆菌栖息在哪里，又做着什么呢?

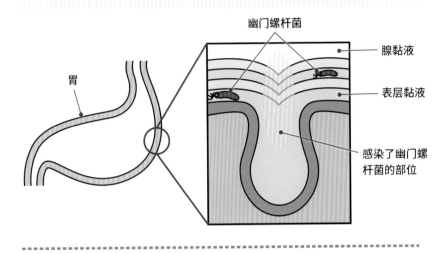

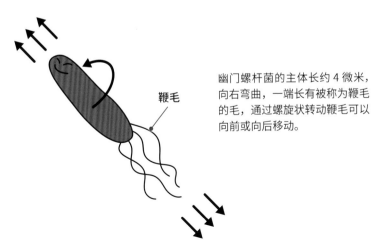

幽门螺杆菌的主体长约 4 微米，向右弯曲，一端长有被称为鞭毛的毛，通过螺旋状转动鞭毛可以向前或向后移动。

食物是如何被消化的?

> 在胃后面排队等待的是十二指肠和胰腺。十二指肠和胰腺才是真正开始对食物进行消化的地方。

食物在胃里被搅拌成粥状后被送去的地方就是十二指肠。十二指肠的形状像英文字母C,其长度刚好相当于人的12个手指的长度,所以被命名为十二指肠。十二指肠是小肠的一部分,是肠道的入口。食物从胃里送来后,附近的胆囊会分泌胆汁,胰腺会分泌胰液,用以中和因胃酸而产生偏

十二指肠和胰腺在哪里?

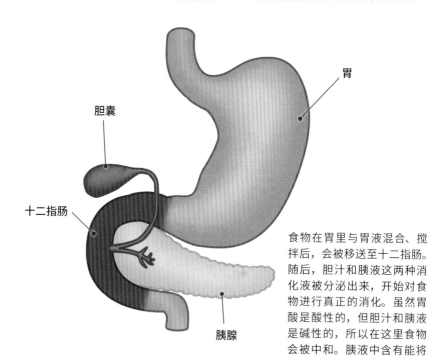

胃

胆囊

十二指肠

胰腺

食物在胃里与胃液混合、搅拌后,会被移送至十二指肠。随后,胆汁和胰液这两种消化液被分泌出来,开始对食物进行真正的消化。虽然胃酸是酸性的,但胆汁和胰液是碱性的,所以在这里食物会被中和。胰液中含有能将蛋白质、糖类、脂肪这三大营养素全部消化的消化酶。

酸性的食物。这些分泌液是碱性的。十二指肠的作用是对吃进去的东西进行真正的消化。胰液能够对碳水化合物、蛋白质、脂肪这三大营养素进行全分解。胆汁有助于消化脂肪。另外，胰腺分泌的胰岛素、胰高血糖素等激素，能够调节血糖值。所谓血糖值，指的是血液中葡萄糖的含量，这个数值会因食物中所含的糖分多少而发生变化。血糖值过高的话，会引起各种各样的疾病，所以胰腺的作用非常重要。

十二指肠、胰腺、胆囊的作用是什么？

十二指肠

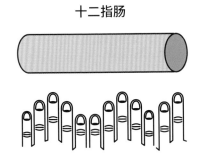

十二指肠，因其长度和人的 12 个手指的长度相当而得名。十二指肠的主要作用是进行真正的消化。

胰腺

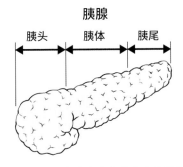

胰腺具有分泌胰岛素和胰高血糖素等激素，调节血液中的含糖量（血糖值）的作用。另外，胰液还承担着分解三大营养素的任务。

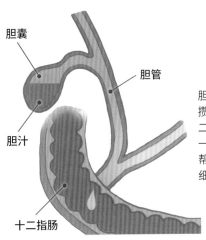

胆囊的作用

胆囊是将肝脏生成的胆汁进行积攒、浓缩的小袋状脏器。位于十二指肠和肝脏的中间。胆汁通过一个叫胆管的管道流入十二指肠，帮助脂酶这一消化酶将脂肪变成细小的颗粒。

小肠和大肠，各自吸收的东西都是什么呢?

在十二指肠里得到了真正消化的食物，之后会进入小肠和大肠。本节我将对小肠和大肠的作用与构造进行讲解。

在上一节中提到的十二指肠是小肠的一部分，也是肠道的入口。一般所说的小肠是指十二指肠之后的空肠和回肠。这3个器官的作用如下：十二指肠和空肠继续消化食物，由此得到的营养素再被空肠和回肠所吸收。小肠的内表面有很多被称为轮状褶皱的褶皱，褶皱表面密密麻麻地长满绒

小肠是什么样的器官?

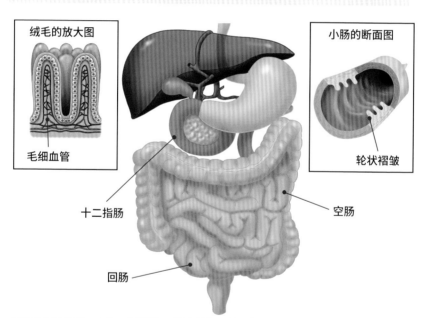

绒毛的放大图
毛细血管

小肠的断面图
轮状褶皱

十二指肠
空肠
回肠

小肠是十二指肠、空肠、回肠这三者的总称。十二指肠是真正开始进行消化的地方，空肠是进一步帮助消化的地方，回肠是吸收被消化掉的营养物质的地方。从小肠的断面图可以看出，上面附有轮状褶皱，进一步放大这个褶皱，就能看到其表面附着数量庞大的像毛一样被称为"绒毛"的器官。绒毛的表面有毛细血管，营养就是从那里被吸收的。

毛。绒毛的表面有毛细血管，营养素就是从那里被吸收的。

接下来等待着的大肠，是由盲肠、结肠、直肠这三部分构成的，形成环绕小肠的形状。它的作用是在收缩的同时从小肠吸收完营养素的残渣中榨取水分，将残渣制成大便。如果由于某些原因导致食物残渣快速地通过大肠，会因没有充分吸收其中的水分而造成腹泻，反之，如果通过太慢，水分就会被过度吸收而导致便秘。

大肠是什么样的器官？

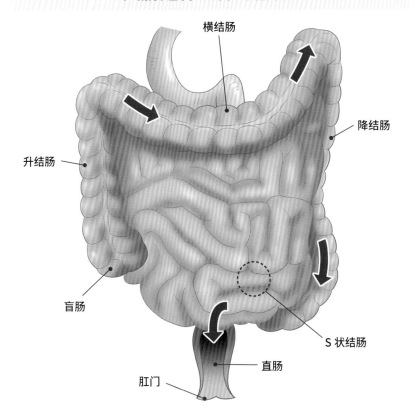

大肠是由盲肠、结肠、直肠这三部分构成的脏器。结肠根据位置不同被称为升结肠、横结肠、降结肠、S 状结肠。食物从口部进入人体，从胃部开始进行消化，最后通过的就是大肠，食物在小肠被吸收完营养后，在大肠被吸收掉水分变成"大便"。大肠通过反复进行肌肉收缩，榨取其中的水分，将残渣制成大便。

肠道为什么被称为"第二大脑"？

肠道和大脑的关系非常密切。两者之间相互影响，通过肠脑相通的关系，肠道也与人类的情感有很大的联系。

肠道是在消化、吸收食物以及排泄食物残渣的过程中发挥着重要作用的器官，据说肠道的神经细胞数量仅次于大脑。由于肠道拥有独立的神经系统——肠道神经系统，所以其功能也能脱离大脑而独自运作，被称为第二大脑。肠道和大脑的关系也很密切。当大脑感受到压力时，肠道的活动就会变得迟钝，引起便秘或腹泻等。另外，如果肠道内的环境不好，也会让

肠脑的关系是什么？

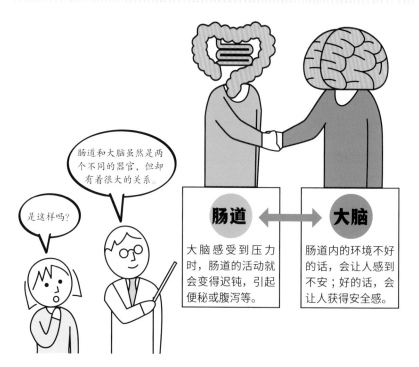

人感到不安；好的话，则会让人获得安全感。像这样的关系被称为肠脑相通。在如此重要的肠道里，聚集生活着有益菌（约占肠内细菌的20%）、有害菌（约占肠内细菌的10%）和中性菌（无好坏之分的细菌，约占70%）。这些被称为肠道菌群。肠道之所以被称为第二大脑，还有一个非常重要的原因，那就是被称为快乐激素的神经传递物质血清素，大约90%的血清素是在肠道内产生的。如果肠道的状态好，大脑就会感到喜悦，并获得满足感。

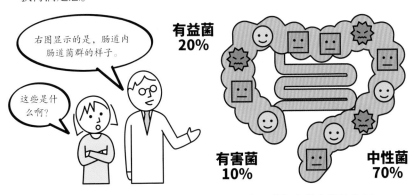

肠道内的细菌按各自的种类聚集生活在一起，发挥各种各样的作用，被称为"肠道菌群"。

作为第二大脑的作用

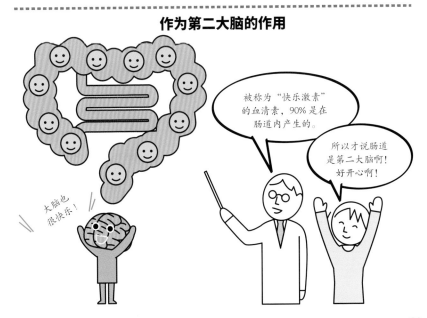

10 放屁和打嗝排出的气体都是相同的成分吗？

虽然放屁和打嗝排出气体的地方不同，分别是口和肛门，但它们的成分都是空气。气味不同是因为食物和消化状态不同导致的。

可能有人因为屁和嗝的叫法不同而认为两者是不同的东西，但其实两者的成分都是空气。吃饭时，人会不知不觉地吸入空气。喝碳酸饮料时，气体也会进入体内。这些气体会堆积在胃底部，当超过一定量时就会逆流，以打嗝的形式从口中排出。另外，也有随食物残渣一起被搬运到肠道

放屁和打嗝都是空气导致的

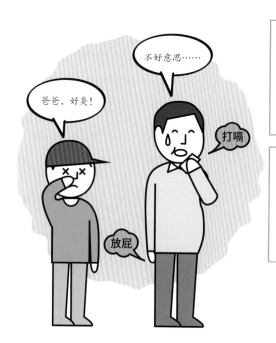

打嗝的产生机制

气体堆积在胃底部。当压力升高时，胃的贲门就会打开，导致空气逆流，嗝就从口中出来了。

放屁的产生机制

肠道细菌会将运送至肠道内的空气和食物分解。在这个过程产生的硫化氢等气体会从肛门排出，这些排出的气体就是屁。

里的气体。这些气体会作为屁从肛门排出。另外，打嗝和放屁排出气体的主要成分虽然都是空气，但更严格地说是氮、氢、二氧化碳等。

奶酪等食物产生的气体很臭，纤维类蔬菜产生的气体不太臭。有益菌分解的食物产生的气体臭味很少，变成屁也没有味道。有害菌分解的食物中含有大量产生臭味的氨和硫化氢，所以屁会变臭。另外，屁的一部分成分会被人体吸收。有时会溶解在血液里或尿里，通过肺部的呼气一起排出。因此，要是有屁憋着不放的话，有时呼吸多少也会有些臭味。

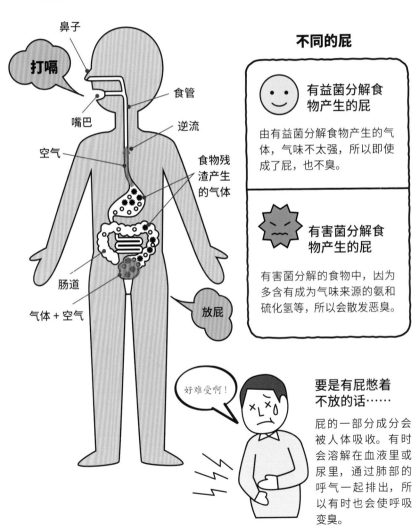

不同的屁

有益菌分解食物产生的屁

由有益菌分解食物产生的气体，气味不太强，所以即使成了屁，也不臭。

有害菌分解食物产生的屁

有害菌分解的食物中，因为多含有成为气味来源的氨和硫化氢等，所以会散发恶臭。

好难受啊！

要是有屁憋着不放的话……

屁的一部分成分会被人体吸收。有时会溶解在血液里或尿里，通过肺部的呼气一起排出，所以有时也会使呼吸变臭。

酒量大的人和不胜酒力的人有什么不同？

分解酒精的酶是决定酒量的重要因素。另外，酒量也与体质有关。

　　酒量大的人和不胜酒力的人，主要区别就在于分解酒精的酶的代谢能力。也就是说，饮酒后人体内产生的分解乙醛的酶（ALDH）的强度决定了自身酒量的大小。饮酒后酒精进入肝脏，ALDH会将其分解。之后进一步分解成醋酸，成为汗和尿等，另外，也会形成二氧化碳等气体排出体

酒量的大小是天生的吗？

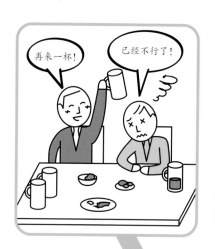

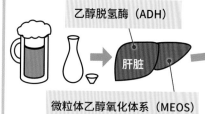

乙醛和酒精的分解机制

乙醇脱氢酶（ADH）

肝脏

微粒体乙醇氧化体系（MEOS）

通过饮酒产生的分解乙醛的酶（ALDH），决定了一个人酒量的大小。

外。酒量的大小可以说是天生的。因此，就算是训练也不会变得厉害。酒量大的人之所以会觉得自己能喝，是因为对酒精的感受性变迟钝了。另外，饮酒后人会变得心情愉悦，这是因为饮酒会促进脑内神经传递物质多巴胺的分泌。同时，也促进抑制压力的大脑神经传递物质血清素的分泌。饮酒虽会带来这类的幸福感，但多喝会对健康造成不良影响，还请多加注意。

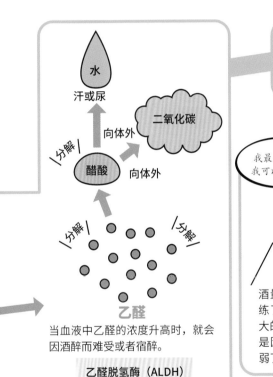

当血液中乙醛的浓度升高时，就会因酒醉而难受或者宿醉。

乙醛脱氢酶（ALDH）

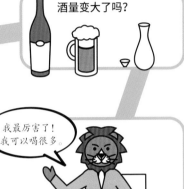

酒量变大了吗?

酒量大的人是天生的。即使训练了，也不会变得能喝。酒量大的人之所以会觉得自己很厉害，是因为大脑对酒精的感受性变弱了。

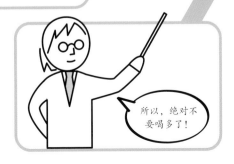

通过大便可以了解肠道的健康状况吗?

想要了解肠道内的情况,最简单的方法就是观察大便。通过了解大便的状态,就能够知道肠道菌群的情况。

成人每次大便的量为100～200克,每天的大便次数为1～3次。当然,因饮食方式等原因,个体之间也会产生很大的差异。大便的成分中,水分占80%,食物残渣和肠黏膜占10%,肠道细菌占10%。人之所以会产生便意,是因为:①吃进的食物经由胃肠蠕动进入直肠;②将大便来了这一信息传递给排便中枢,排便运动加强(排便反射);③将该信号传递给大

为什么会感觉到便意呢?

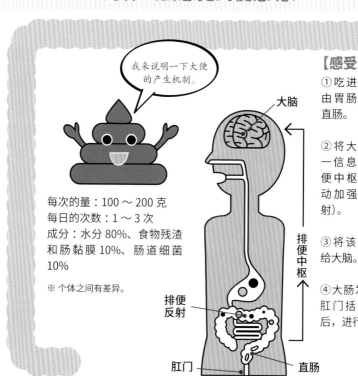

脑；④大脑发出信号，肛门括约肌松弛后，进行排便。肠道和大便有着密切的关系。在前文曾经介绍过肠道菌群和肠道的状况有很大的关系，肠道菌群状态，直接影响到大便的状态。也就是说，通过大便我们就能了解肠道内的环境。关于大便的情况，可以采用布里斯托尔大便形状标准来进行分析。大便分为7个阶段：1.圆滚滚的便，2.硬硬的便，3.稍硬的便，4.普通便，5.稍软的便，6.泥状便，7.水样便。越接近1就越表明有便秘的倾向，越接近7就越表明有腹泻的倾向。

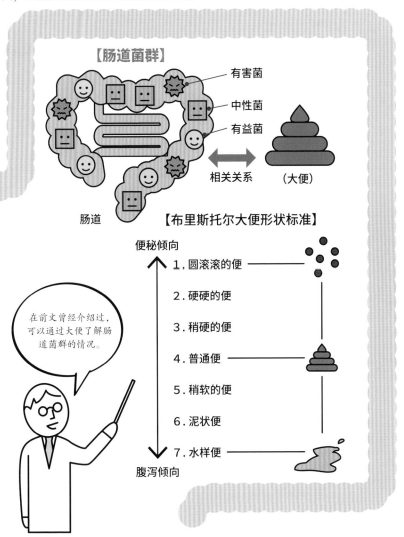

【肠道菌群】

有害菌

中性菌

有益菌

相关关系　（大便）

肠道

【布里斯托尔大便形状标准】

便秘倾向

1.圆滚滚的便

2.硬硬的便

3.稍硬的便

4.普通便

5.稍软的便

6.泥状便

7.水样便

腹泻倾向

在前文曾经介绍过，可以通过大便了解肠道菌群的情况。

大便为什么是褐色的?

大便的颜色一般是褐色的，这是因为胆汁颜色是褐色的。肝脏生成的胆汁对促进消化起着重要的作用。

我们顺便复习一下大便形成之前的流程吧。进入胃里的食物会变成像粥一样黏稠的状态。当它流到十二指肠时，会被喷上胆汁。进入小肠后，其中的营养成分会被吸收，逐渐地变为液态状，呈现褐色。之后在大肠进一步被吸收水分后，逐渐变硬，最后形成固体，成为身体不需要的东西，并被作为大便从肛门排出体外。也就是说，大便的颜色就是胆汁的颜色。

胆汁给大便上色

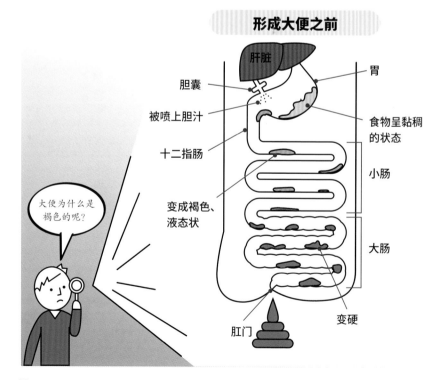

让我们来仔细地看看胆汁和大便颜色的关系。胆汁在十二指肠的入口处被喷洒在食物上，使胆汁变成褐色的物质是由胆汁中一种叫作胆红素的物质在肠道细菌的作用下产生的。让我们再来看看胆汁和肝脏的关系。肝脏生成的胆汁被暂时储存在胆囊里。胆汁本身没有消化作用，但是，胰液和胆汁混合在一起，就会提高消化能力。但有时胆汁会凝结而形成石块，这会损害健康。另外，由于健康状况等原因，有时也会存在褐色以外颜色的大便。

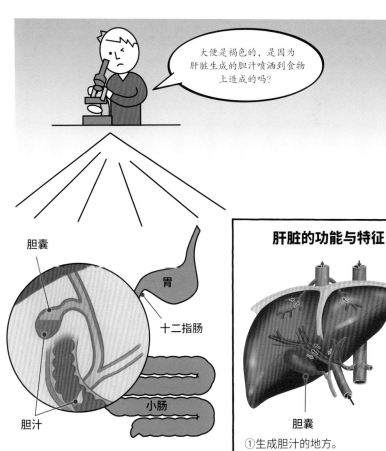

大便是褐色的，是因为肝脏生成的胆汁喷洒到食物上造成的吗？

胆囊

胃

十二指肠

胆汁

小肠

【胆汁和大便颜色的关系】

胆汁是由肝脏产生的，在十二指肠的入口处被喷洒到食物上，在肠道细菌的作用下变为褐色。

肝脏的功能与特征

胆囊

①生成胆汁的地方。
②胰液和胆汁混合的话，就会提高消化能力。
③有时胆汁会凝结而形成石块，这点需要注意。

14 生成小便的肾脏有 200 万个过滤器？

生成小便的器官是肾脏。肾脏里面有一个叫作肾元的组织，它对于生成小便起着重要的作用。

肾脏有三大功能：①生成小便；②调节身体的水分含量和钠的pH；③对身体能够使用的物质进行再吸收。肾脏位于身体的中央部位，通过输尿管与膀胱相连。形状像蚕豆，左右各有一个。成人的一个肾脏约重130克。成年人肾脏每天的血液流入量约为1500升，每天生成的小便量约为1.5升。

肾脏的3个功能和特征

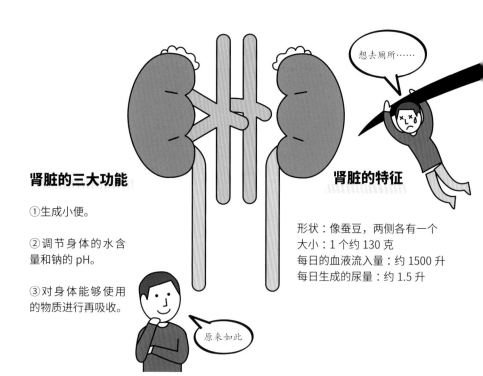

想去厕所……

肾脏的三大功能

①生成小便。

②调节身体的水含量和钠的 pH。

③对身体能够使用的物质进行再吸收。

肾脏的特征

形状：像蚕豆，两侧各有一个
大小：1 个约 130 克
每日的血液流入量：约 1500 升
每日生成的尿量：约 1.5 升

原来如此

肾脏里有生成小便的重要组织——肾元。肾元起着过滤器一样的作用，由肾小球和肾小管构成。肾小管的最后部位是集合管。肾脏左右合计共有200万个肾元。肾脏生成的小便，其颜色几乎是透明的，但根据身体状况的不同其颜色也会有所变化。另外，经过肾元过滤过的小便，95%都是水分。剩下的5%是尿素、尿酸、氨等成分。因为人类原本有左右两个肾脏，所以人即使在事故或生病中失去了一侧的肾脏，也能够正常生活。

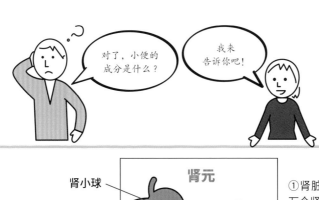

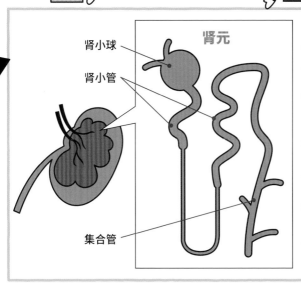

肾元

肾小球

肾小管

集合管

①肾脏里约有 200 万个肾元。

②肾元是一个小小的"过滤器"。

③肾元对身体所需的水分和盐分进行再吸收。

④小便的 95% 是水，剩下的是尿素、尿酸、氨等成分。

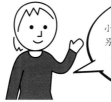

根据当日身体状况的不同，小便的颜色和浓度也会有所改变。另外，因为小便基本上都是水分，所以 NASA 开发出了一款将其回收再利用的装置，以作为宇航员的饮用水使用。

人一紧张就想去小便的原因

小便的排出机制与自主神经的功能密切相关。自主神经的平衡一旦崩溃，人就会频繁地想去厕所。

小便是从膀胱经由尿道排出体外的，膀胱的功能和大脑的功能密切相关。自主神经中的交感神经占据优势时，膀胱会在感受到尿意之前就膨胀，增加水分的容量，并会收紧尿道。当膀胱充盈时，副交感神经开始启动，排尿肌强烈收缩，缓解尿道的紧张，做好排尿的准备。然后，根据大脑的指令进行排尿。紧张的话，自主神经的平衡就会崩溃，积存在膀胱里

尿意和自主神经有很大关系

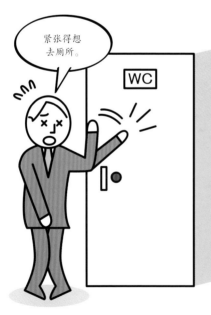

紧张得想去厕所。

WC

【小便的排出】

人紧张的话，自主神经（人交感神经和副交感神经）的平衡就会崩溃，从而萌生出尿意。

顺便说一下……

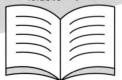

的水分即使比平时的量少，也会让人感到尿意，会使人频繁地想去厕所。根据身体状况的不同，成年人平均每天的小便排出量是1.2～1.5升，次数是每天5～7次。其中约95%的成分是水，剩下的是氨、尿素和尿酸。虽然基本上无味，但多少也能闻到一些挥发性气味。咖啡因有利尿作用，除了紧张之外，摄取含有咖啡因的咖啡，也会容易让人小便。另外，人在清醒时排尿超过8次，或睡眠时排尿超过2次，都会被认为是尿频。

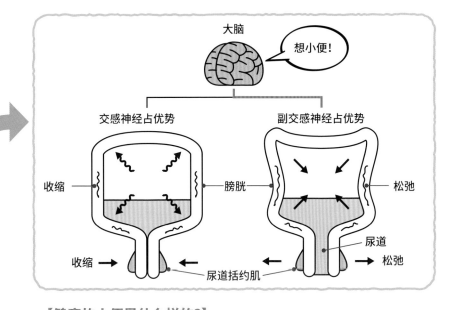

【健康的小便是什么样的?】

颜色：浅黄色
量：成人每天 1.2 ～ 1.5 升
次数：每天 5 ～ 7 次
气味：虽然基本上无味，但多少也能闻到一些挥发性气味

小便成分的95% 以上是水，剩下的是氨等代谢物。

※ 喝下的水分会改变次数和量。

有种说法，说人一进书店就会想上厕所。对这个说法的解释有很多种，如书有能让人放松的效果；从众多的书中搜寻自己想要的书，会因压力而给肠道造成负担；纸张和墨水的香气会使人产生尿意等，但真相我们还不清楚。

激素的作用是什么？

激素的种类有很多，各种各样的激素支撑着人类的生命活动，发挥着非常重要的作用。

激素的种类繁多，分泌场所也各不相同。主要激素的分泌场所有下丘脑（调节激素分泌的激素）、脑垂体后叶（催产素和抗利尿激素）、脑垂体前叶（生长激素）、甲状腺（甲状腺素）、副甲状腺（甲状旁腺激素）、胰腺（胰岛素和胰高血糖素）、副肾上腺髓质（肾上腺素）、副肾上腺皮质（糖皮质激素和甾体）、睾丸（睾酮）。

激素有哪些种类？

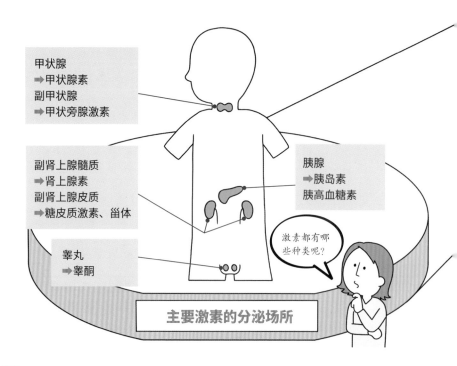

此处我主要介绍4种激素的作用。催产素是一种具有母性特质的激素，它能够促进顺利分娩和分泌母乳，还能够帮助我们把握别人的情绪。胰岛素具有降低血糖值的作用，如果其分泌量减少的话，人就会得糖尿病。肾上腺素会使心跳加快、血糖值升高。肾上腺素过多的话，会使人烦躁不安，肾上腺素过少的话，会使人无力。睾酮起到生成肌肉、骨骼和精子的作用，当这种激素减少时，人就容易变得抑郁。

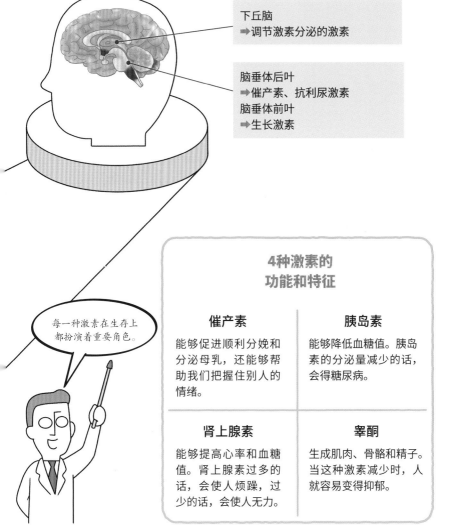

下丘脑
➡调节激素分泌的激素

脑垂体后叶
➡催产素、抗利尿激素
脑垂体前叶
➡生长激素

每一种激素在生存上都扮演着重要角色。

4种激素的功能和特征

催产素	胰岛素
能够促进顺利分娩和分泌母乳，还能够帮助我们把握住别人的情绪。	能够降低血糖值。胰岛素的分泌量减少的话，会得糖尿病。
肾上腺素	**睾酮**
能够提高心率和血糖值。肾上腺素过多的话，会使人烦躁，过少的话，会使人无力。	生成肌肉、骨骼和精子。当这种激素减少时，人就容易变得抑郁。

术语解释③

1. 牙釉质 (p.73)

牙齿是由牙釉质、牙本质和牙髓构成的，牙釉质是覆盖在牙齿最外侧部分的坚硬层。牙釉质是人类的组织中最坚硬的组织，主要的构成物质是磷酸钙的一种，叫作羟基磷灰石。但牙釉质没有活细胞，一旦受损失去后，就无法再生。失去牙釉质，会大幅地提高患虫牙的风险，也有可能会导致虫牙发展至牙齿的深处。另外，虽然牙釉质是白色的，但要是失去牙釉质的话，其下面黄色的牙本质就会显现出来，牙齿的颜色就会变黄。

2. 食欲素 (p.75)

产生于神经系统，是显示生理活动的一种神经肽。食欲素是在间脑的下丘脑外侧区域生成的，有时也被称为下丘脑泌素。食欲素最大的作用是作用于脑干，根据情绪、能量平衡等维持适当的清醒状态，并维持一定的睡眠和清醒节奏。除此之外，它还作用于下丘脑的球状核，对刺激食欲亢进系统起着重要作用。根据日本 1999 年进行的动物实验，证实了嗜睡症的一种——发作性睡病与食欲素的缺失有关，并强有力地支持了食欲素与清醒具有关联性的这一说法。

3. 胃食管反流症 (p.79)

含有大量胃酸的胃内容物没有流入十二指肠，而是逆流至食管，引起胃灼热等症状的疾病，也被称为 GERD。胃具有保护自身免受酸性损伤的功能，但食管不具备防御酸性的功能，所以因某种原因导致胃酸逆流时，就会引起胃灼热等不舒服的症状。在日本，这种疾病多发生在老年人身上，但近年来，由于饮食结构的变化，在年轻人身上也变得多见起来。胃食管反流症大致可分为反流性食管炎和非糜烂性胃食管反流症。前者的症状是会在食管黏膜上出现糜烂等病变，后者虽然没有糜烂等病变，但会出现令人不舒服的症状。

4. 胰岛素 (p.85)

激素的一种。由胰腺的 β 细胞分泌的胰岛素，能起到调节糖的代谢、保持血糖值稳定的作用。饭后人体血液中的葡萄糖含量增高，此时胰腺会分泌出胰岛素，在胰岛素的作用下，葡萄糖会被送入肌肉等处，并被作为能源使用。另外，能起到降低血糖值作用的激素只有胰岛素。胰岛素分泌减少的话，会增加患高血糖和糖尿病的风险。虽然得糖尿病的原因有很多，如营养过剩、运动不足、肥胖、代谢综合征等，但也有人认为这可能和不同人种的胰岛素分泌能力不同有关。

5. 胰高血糖素 （p.85）

一种能够让血糖值上升的激素。也就是说，与胰岛素的作用相反。由 29 个氨基酸残基构成的肽类激素——胰岛素，是由胰腺的胰岛 a 细胞分泌到血液中的（消化道也分泌了一部分）。胰高血糖素能促进糖原的分解，与此同时，也能促进脂肪组织分解成脂肪酸和甘油。此外，还为肝脏中葡萄糖的生成提供葡萄糖前体。当糖尿病患者因注射了胰岛素而导致低血糖时，胰高血糖素也可作为治疗的药剂使用。胰高血糖素是班廷和麦克劳德在 1923 年发现的。

6. 血清素 （p.89）

血清素与去甲肾上腺素、多巴胺统称为三大神经递质。血清素对保持精神稳定和安定情绪起着很大的作用。因此，如果这种神经传递物质不足的话，会导致人的精神失衡，容易变得抑郁或产生暴力的倾向。血清素是由一种叫色氨酸的物质合成的，由于人体内无法生成色氨酸，所以我们必须从食物中摄取该物质。含这种物质的食物有豆类和乳制品等。除此之外，由色氨酸合成血清素时，还需要维生素 B_6。富含维生素 B_6 的食物有糙米、小麦胚芽、猪肉（里脊）、牛和鸡肝、金枪鱼的瘦肉等。

7. 乙醛 （p.92）

乙醇的代谢产物，是导致宿醉的物质。乙醇在肝脏中被氧化成乙醛，之后被代谢为醋酸。对这种物质分解较慢的人，即便少量地饮酒也会引起醉酒反应（变得脸红、心悸、恶心、嗜睡），有时即使喝得不多也会醉很久。乙醛具有致癌性，根据动物实验，普遍认为这是导致食管癌的原因，对这一点我们需要留意。不仅是酒精饮料，香烟的烟雾中也检测出高浓度的乙醛，这被认为会引发癌症。

8. 肠道菌群 （p.94）

栖息在肠内的细菌按照其种类共存的状态。人类的肠道内生活着 1000 种以上、100 万亿个细菌，这些细菌在保持平衡的同时，使肠道内环境保持良好状态。肠道菌群主要有 3 种功能：①将没能消化的食物转化为对身体有益的营养成分；②激活肠道内的免疫细胞，保护身体免受病菌伤害；③保持肠道内的平衡，维持健康。肠道菌群存在着个体差异，近年来，我们逐渐了解到，即使摄取相同的食物，也会有人容易变胖，有人容易变瘦，这些都与肠道菌群的个体差异有关。

第 4 章

骨骼、肌肉、皮肤的神奇之处

详细了解美容整形的13个素材

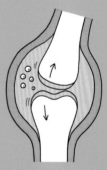

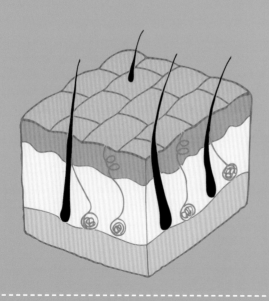

很多人都很在意自己的骨骼和皮肤，
花很多钱在美容和整形上。
本章我将对创造"你自己的风格"的骨骼、
肌肉以及皮肤的构造进行讲解。

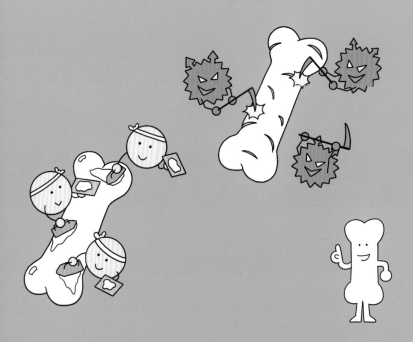

01 骨头最多的是婴儿？人类骨头的数量是多少？

成年人的体内约有 200 块骨头，而婴儿的骨头数量约为 300 块。也就是说，人的骨头数量会随着成长而减少。

人的骨头数量在一生中并不是固定不变的。它会随着人的成长而变化。婴儿时期约有300块骨头，但这个数量会逐渐地减少。随着人的成长，人体骨骼会逐渐变大，骨与骨之间的缝隙会融合并成为一体，成年人的骨头数量最终会变为约200块。主要的骨骼有颅骨、颈椎、锁骨、肩胛骨、胸骨、肋骨、髋骨、骶骨、尾骨、膝盖骨、胫骨、腓骨、跗骨、距骨、指

长大后骨骼会减少？

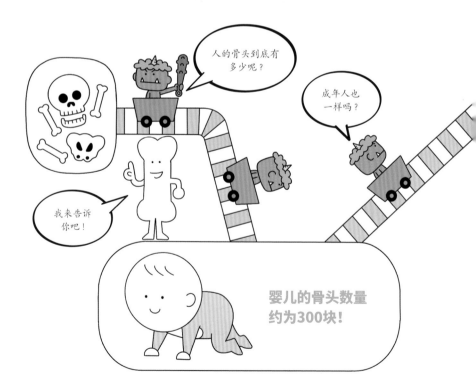

人的骨头到底有多少呢？

成年人也一样吗？

我来告诉你吧！

婴儿的骨头数量约为300块！

骨、肱骨、桡骨、尺骨、腕骨、掌骨等。

让我们来一起看看骨头的内部构造吧。它大致可分为两种，海绵状的骨组织——骨松质和由密集组织构成的骨密质。骨松质位于骨头的中心部位，是由许多类似柱子一样的东西组合而成的，它即使受到外力也不易折断。另外，骨头的表面覆盖着一层叫作骨膜的薄膜。骨膜上有很多血管和神经通过，从那里通过骨质中的血管输送营养成分，从而促进骨头的生长，使骨头变得结实。

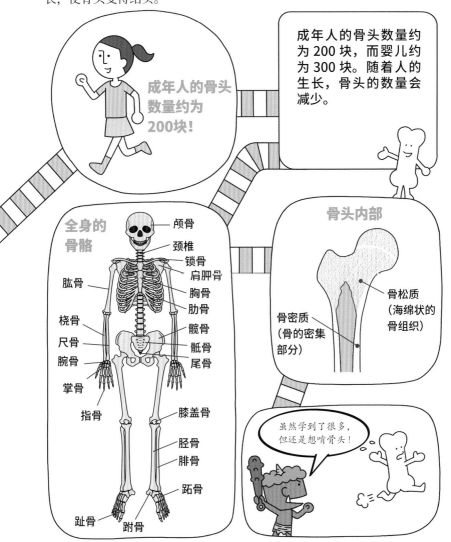

成年人的骨头数量约为200块！

成年人的骨头数量约为200块，而婴儿约为300块。随着人的生长，骨头的数量会减少。

全身的骨骼

颅骨
颈椎
锁骨
肩胛骨
胸骨
肋骨
髋骨
骶骨
尾骨

肱骨
桡骨
尺骨
腕骨
掌骨
指骨

膝盖骨
胫骨
腓骨
跗骨
趾骨
跖骨

骨头内部

骨松质（海绵状的骨组织）

骨密质（骨的密集部分）

虽然学到了很多，但还是想啃骨头！

02 骨骼会分泌重返年轻的物质？

骨头在进行再生的过程中，会分泌骨钙素和骨桥蛋白这两种蛋白质，这两者都能使人更年轻。

骨骼与抗衰老有很密切的关系。之所以会这么说，是因为如果运动给骨骼造成负担，骨芽细胞就会分泌骨钙素这一蛋白质。这种物质能够提高记忆力、肌肉力和男性的精力。另外，骨芽细胞还能分泌一种叫作骨桥蛋白的蛋白质，这种物质能够提升身体的免疫力。通过骨骼的这些功能，可以减缓人

骨骼和抗衰老

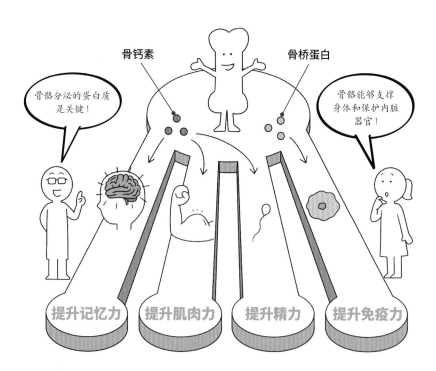

骨钙素　　骨桥蛋白

骨骼分泌的蛋白质是关键！

骨骼能够支撑身体和保护内脏器官！

提升记忆力　　提升肌肉力　　提升精力　　提升免疫力

体老化，使人"返老还童"。因此，通过运动来锻炼骨骼非常重要。

　　骨骼里有生成骨头的骨芽细胞，还有破坏骨头的破骨细胞，由于这两种细胞一直都是交替地发挥着作用，所以骨骼一直在进行再生。但是，如果因为受伤或者老化造成骨骼不能顺利再生，就会大量地产生一种叫作骨硬化蛋白的物质，导致骨质疏松症。不过，这种说法并没有得到完全的证实。另外，据说全身骨骼需要花费大约3年的时间才能全部更换一遍，所以我们有必要经常锻炼骨头。

生成骨骼的细胞和破坏骨头的细胞

骨芽细胞　　　　　　　　　　　破骨细胞

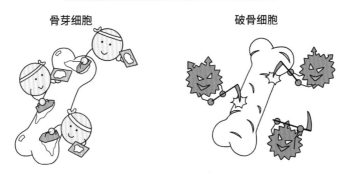

骨骼在一直生成，也一直被破坏。生成骨骼的细胞被称为骨芽细胞，破坏骨骼的细胞被称为破骨细胞。

骨质疏松症的发生

为什么会得骨质疏松症呢？

正常的骨头　　　　　　　　　骨质疏松症的骨头

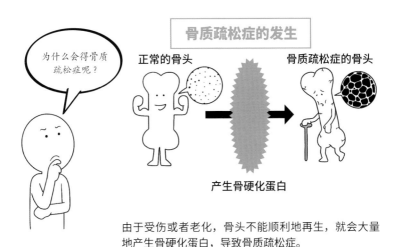

产生骨硬化蛋白

由于受伤或者老化，骨头不能顺利地再生，就会大量地产生骨硬化蛋白，导致骨质疏松症。

03 关节"嘎巴嘎巴"响的原因是什么?

在运动的过程中,关节会发出"嘎巴嘎巴"的响声,这是由关节内的关节液所引起的。

屈伸或伸展膝盖的时候,关节会发出"嘎巴嘎巴"的响声,这种现象被称为"爆裂"。比较有说服力的说法是,这与关节的构造有关,是关节液造成的现象。我首先来讲解一下关节的构造吧。关节被一个叫作关节包的袋子覆盖着。在关节包的内部,骨与骨之间微小的缝隙里,充满了起润

"嘎巴嘎巴"的真面目是崩开的声音?

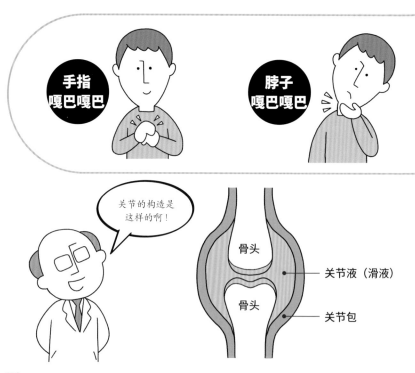

滑油作用的关节液。这就是关节的基本构造。

关节之所以会发出"嘎巴嘎巴"的响声，是因为在弯曲关节时，关节包内的压力下降，滑液里生成小气泡。这个气泡崩开的声音会在骨头和关节包内等处回响，发出"嘎巴嘎巴"的响声。我们经常会看到有的人觉得让关节发出响声很好玩而反复地这么做，但其实对关节过多地施加不必要的力量的话，很可能会损伤到关节组织。所以，最好还是避免因觉得好玩而多次地让关节发出响声。

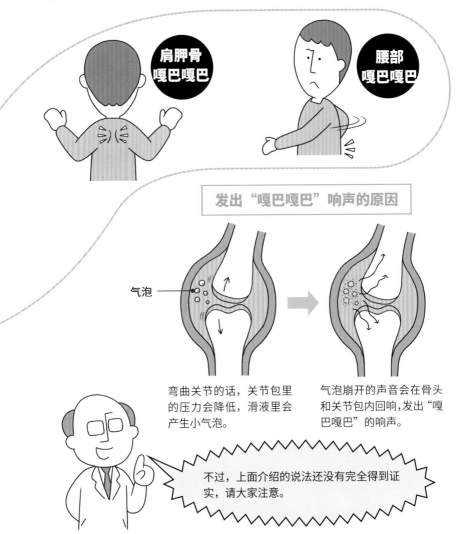

肩胛骨
嘎巴嘎巴

腰部
嘎巴嘎巴

发出"嘎巴嘎巴"响声的原因

气泡

弯曲关节的话，关节包里的压力会降低，滑液里会产生小气泡。

气泡崩开的声音会在骨头和关节包内回响，发出"嘎巴嘎巴"的响声。

不过，上面介绍的说法还没有完全得到证实，请大家注意。

04 没有脚心的话，会发生什么事情？

成年人的脚底都有一个凹陷的地方，这就是脚心。脚心实际上起着重要的作用。

　　人的脚上有26块骨头，这些骨头被肌肉支撑着，形成若干个拱形。其中最具代表性的就是脚心。为什么脚部是拱形结构呢？我们知道桥梁是半圆的拱形结构。这种结构能让在桥上跑动的汽车等的重力，不直接地施加到垂直的下方，而是分散地施加在半圆形上。这样一来，即使受到很强的力，这个构造也能承受得住。人的脚也是一样。如果没有脚心的话，身体

脚心是由拱形结构构成的

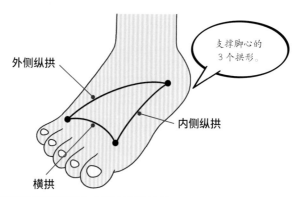

外侧纵拱

内侧纵拱

横拱

支撑脚心的3个拱形。

拱形构造

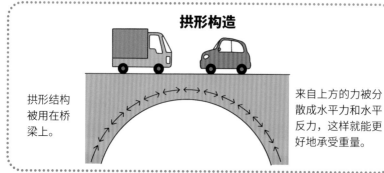

拱形结构被用在桥梁上。

来自上方的力被分散成水平力和水平反力，这样就能更好地承受重量。

的重量就会全部施加到脚上，我们在做跳跃等动作时的冲击力就会变得很强。也就是说，脚心起到了缓冲的作用。人的脚上还有其他的拱形，如小指侧和大拇指侧的纵拱，大拇指根部和小指根部连接起来的横拱，这样我们就能够用小小的脚来支撑我们的全身。另外，婴儿没有脚心，足部呈扁平状。一般情况下，脚心会随着我们走步而逐渐形成，但也有的人因为走步太少，还没等脚心的拱形发育好就长大成人。扁平足的人走路困难，容易疲劳，脚本身也容易受伤，所以普遍认为还是需要矫正的。

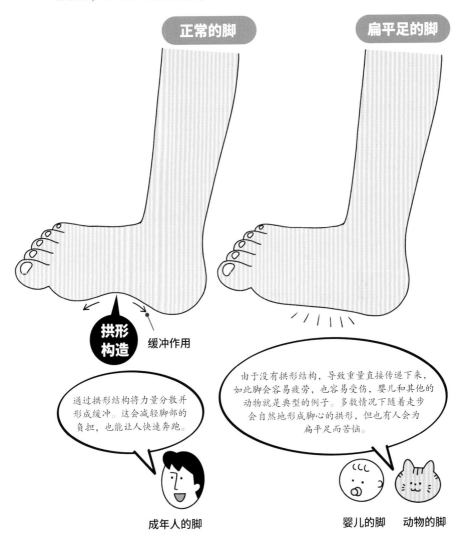

正常的脚

扁平足的脚

拱形构造

缓冲作用

通过拱形结构将力量分散并形成缓冲。这会减轻脚部的负担，也能让人快速奔跑。

由于没有拱形结构，导致重量直接传递下来，如此脚会容易疲劳，也容易受伤，婴儿和其他的动物就是典型的例子。多数情况下随着走步会自然地形成脚心的拱形，但也有人会为扁平足而苦恼。

成年人的脚

婴儿的脚　　动物的脚

你也能成为厉害的肌肉爱好者

很多人都渴望拥有健美的肌肉吧。人体上的肌肉究竟是由什么成分组成的呢？只要了解了肌肉的结构，就能掌握增肌的秘诀。

肌肉大致可分为两类。一类是运动内脏的内脏肌，一类是连接骨骼与骨骼的骨骼肌。我们通常所说的肌肉指的就是后者。肌肉通过肌腱将多条肌肉与骨头连接在一起。肌肉本身是由多条肌肉纤维束构成的。而那些肌肉纤维束又是由多条肌肉纤维构成的。仔细观察那些肌肉纤维的话，就会

一目了然的肌肉结构

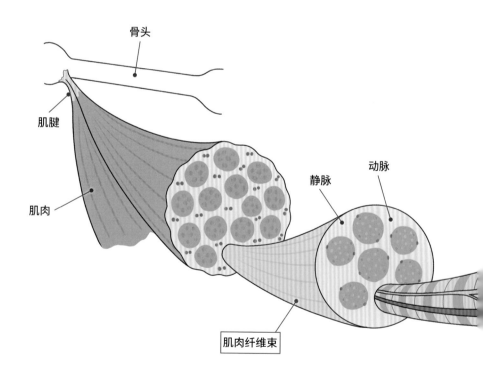

进一步发现多条肌原纤维。这些就是肌肉的最小单位，其直径是1/1000毫米。

那么，想要强化肌肉的话，关键就是强化肌肉纤维。通过进行肌肉锻炼、增加负荷，我们体内的肌肉纤维会断裂。但它们在体内会迅速地修复，并长出新的肌肉纤维。进行修复时，蛋白质必不可少。被修复好的新肌肉纤维，会比过去的更粗。通过这样的反复操作，肌肉纤维就会越来越粗，从而增强肌肉。让我们记住肌肉的这一特质吧。

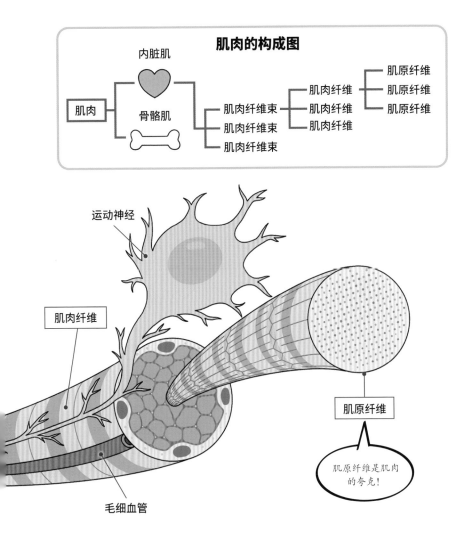

肌肉的构成图

肌原纤维是肌肉的夸克！

导致肌肉痛的罪魁祸首不是乳酸？

很多人都经历过肌肉痛。过去普遍认为这是由于乳酸堆积造成的。乳酸被认为是导致疲劳的物质。事实的真相是什么呢？

肌肉痛，是由于过多使用肌肉而引起的疼痛，过去普遍认为是由于疲劳物质乳酸在体内堆积所引起的疼痛。但是近年来，人们发现乳酸是一种可以作为能量来利用的物质，而不是疲劳物质。那么，是什么引起的疼痛呢？真正的罪魁祸首是肌肉纤维在修复因运动造成的损伤时而引发的炎症。这个炎症在传递着疼痛。具体来说，产生出组胺、乙酰胆碱、缓激肽等疼痛刺激物

为什么肌肉锻炼会引发肌肉痛？

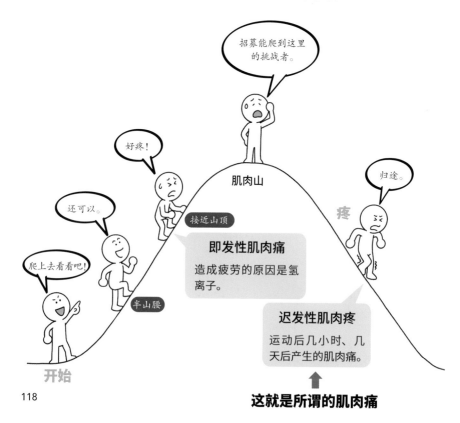

质的就是罪魁祸首。运动中使用肌肉，会造成肌肉纤维的损伤。虽然损伤的部位最终会被蛋白质制成的更粗的部分替换掉，但在修复的过程中会产生炎症反应，产生疼痛的物质会导致肌肉痛。肌肉痛分为即发性和迟发性两种。通常我们说的肌肉痛指的是后者。无论什么年龄的人，到了一定的时间都会产生疼痛。另外，很多人都说上了岁数的人肌肉痛会产生得比较迟缓，但这可能是由于上了岁数的人本身就不太爱运动造成的。

乳酸不是造成肌肉痛的真正罪魁祸首

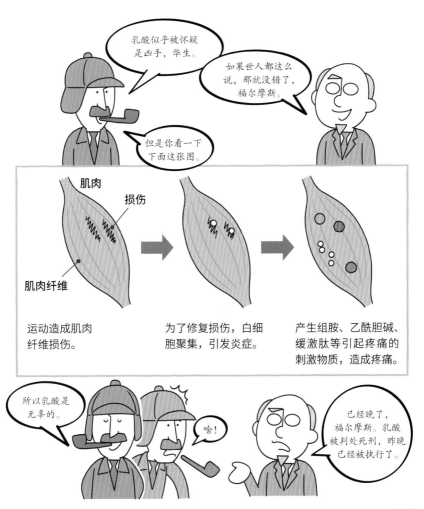

07 为什么成年后我们的身体就不长了呢?

从小孩长为成年人,我们的身体也会逐渐变大。体重增加,身高也在长高。这是为什么呢? 关键就在骨骼。

人的身高会随着生长而长高。但没有人会一直长到老、长到死。虽然因人而异,但到了一定年龄,身高的增长就停止了。医学上对其中的原因进行了研究。人的生长激素会从脑部分泌到身体里。而且,有一种观点认为到了一定的年龄,生长激素的分泌会停止,人的生长也就停止了。实际

成年人的身高不再长高与激素无关

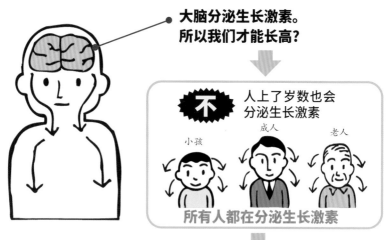

大脑分泌生长激素。
所以我们才能长高?

不 人上了岁数也会
分泌生长激素

小孩　　成人　　老人

所有人都在分泌生长激素

生长激素并不会让你的
身高增长或停止增长。

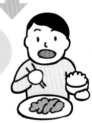

上这种观点是不对的。因为即使是老年人，也在分泌生长激素。现在我们知道，身高停止增长是由于构成人体的骨骼停止增长了。小孩的骨头两端含有软骨细胞，被称为生长板的部分。生长板的软骨细胞会分裂、增殖，并通过置换掉硬的骨头来使骨头变长，从而身高也会变高。但是，当骨头生长到一定程度时，生长板就会停止分裂并消失。骨头就不会再长了，生长停止，身高也就固定了。虽然其中的原因还不清楚，但我们了解到的是，一般男性在18岁左右，女性在15～16岁，就会停止生长。

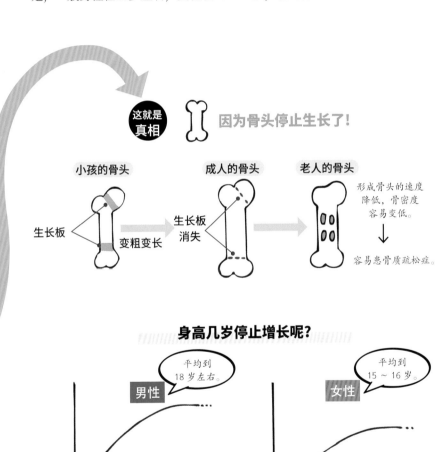

这就是真相 因为骨头停止生长了！

小孩的骨头　　　　成人的骨头　　　老人的骨头

生长板　　变粗变长　　生长板消失

形成骨头的速度降低，骨密度容易变低。
↓
容易患骨质疏松症。

身高几岁停止增长呢？

男性 平均到18岁左右。

女性 平均到15～16岁。

50厘米

0岁　10岁　15岁　20岁

50厘米

0岁　10岁　15岁　20岁

08 | 薄薄的皮肤里有高灵敏度的传感器？

人的身体全部被皮肤覆盖。如果研究一下皮肤的构造，就会发现皮肤不仅仅关系到美容，还具有多种多样的意义。

皮肤由3层组成。在最外侧的是表皮。这是一层保护屏障，防止冷热、疼痛、病毒等各种外在刺激直接被吸收到体内。其厚度仅仅0.2毫米，是一层薄且可靠的屏障。在它的内侧是真皮。在这里存在着各种各样接收感觉

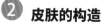

了不起的皮肤

①

身体全部被皮肤覆盖着。表面积约 1.6 平方米。

如果把这个展开

会变成一张榻榻米那么大。

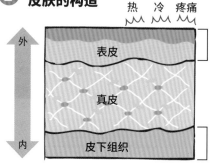

② **皮肤的构造**

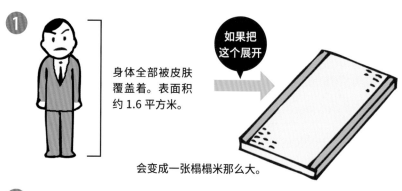

热　冷　疼痛

外

表皮 — 保护身体的第一道屏障。

真皮

详细的图在这里。

内

皮下组织 — 由脂肪组成，可以起到缓冲外部冲击的作用，也可以调节体温。

的传感器。包括接收寒冷感觉的自主神经末梢等在内，将越过表皮进入的各种外部刺激作为感觉接收的是真皮。真皮中还有生成汗液的小汗腺和生成皮脂的皮脂腺，如果天气炎热的话，真皮就会自然地排出汗液来应对。

皮肤最里面（下面）的是皮下组织。这里有毛细血管在流动，与上面的真皮和表皮相连。皮下细胞多是由脂肪生成的，能够起到缓冲外部刺激的作用，还能进行体温调节。脂肪虽然是减肥的天敌，但在促进人体机能的意义上却发挥着重大作用。

皮肤由表皮、真皮和皮下组织这3层构成

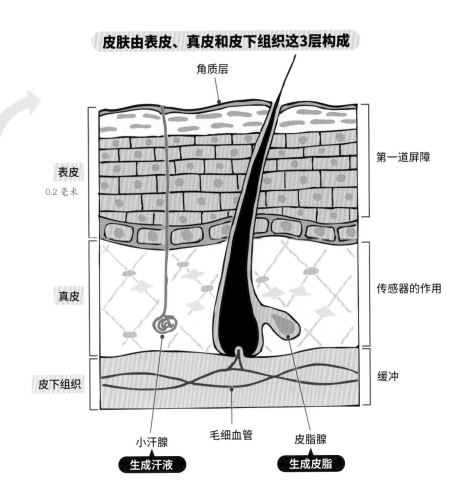

角质层

表皮
0.2毫米

真皮

皮下组织

第一道屏障

传感器的作用

缓冲

小汗腺　　毛细血管　　皮脂腺

生成汗液　　　　　生成皮脂

09 不同的肌肤颜色是为了保护我们免受紫外线的伤害

如今仍然有人因肌肤的颜色而被歧视。肌肤的颜色没有优劣之分。那么，肌肤为什么有不同的颜色呢？

不仅仅是肌肤，眼睛和头发的颜色也会随人种的不同而不同。这很大程度上源于我们体内生成的黑色素。人类为了适应自己居住的环境，会一边调整体内黑色素的量一边进化。黑色素主要受紫外线的影响。紫外线的照射会激活皮肤深处合成黑色素的色素细胞，其释放出的黑色素会被皮肤的角化细胞接收。不久之后这个角化细胞会上升到皮肤表面，皮肤就变黑

为什么皮肤会变黑？

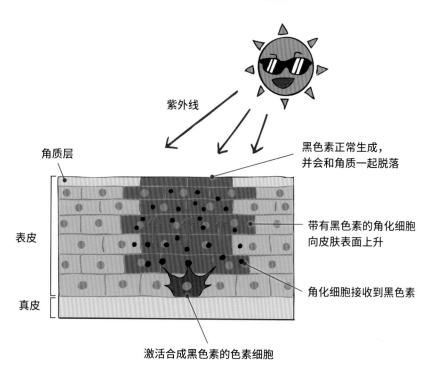

紫外线

角质层

表皮

真皮

黑色素正常生成，并会和角质一起脱落

带有黑色素的角化细胞向皮肤表面上升

角化细胞接收到黑色素

激活合成黑色素的色素细胞

了。黑色素也被称为天然的防晒霜，是保护细胞免受紫外线伤害的重要物质。黑色素会因太阳光照射区域的强弱不同而在身体上呈现出不同的颜色。在非洲，由于强烈的紫外线照射容易引发癌症，所以身体会产生大量的黑色素，使人们拥有黑色的皮肤。在欧洲，人们呈现的是含有少量黑色素的白皮肤和蓝眼睛等。眼睛的颜色是虹膜的颜色，黑色素含量越多，越能够吸收光的波长，颜色也就越黑。头发的颜色也随黑色素的多少而发生变化，身体许多地方的颜色都是由黑色素决定的。

受太阳光照射的量会改变黑色素的量

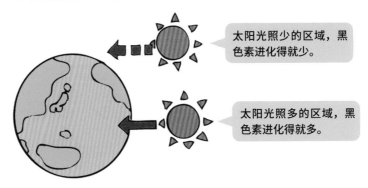

太阳光照少的区域，黑色素进化得就少。

太阳光照多的区域，黑色素进化得就多。

黑色素导致身体颜色的差异

黑色素　※ 不是人种的差异。

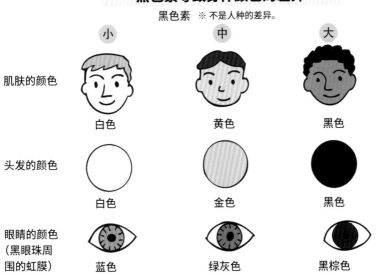

	小	中	大
肌肤的颜色	白色	黄色	黑色
头发的颜色	白色	金色	黑色
眼睛的颜色（黑眼珠周围的虹膜）	蓝色	绿灰色	黑棕色

防紫外线和晒黑的原理

虽然也有人喜欢晒黑，但涂抹防晒霜来寻求美白的人还是占多数。
两者的关键词都是紫外线。

　　太阳的紫外线给人体带来了巨大的影响。紫外线虽能生成维生素D，但也会给皮肤和眼睛带来不好的影响。紫外线是使皮肤产生斑点和皱纹的原因，甚至会对皮肤深处的真皮造成伤害。虽然也有人会憧憬小麦色的肌肤，想要让自己晒黑，但现代人在害怕斑点和皱纹的同时也在追求"美白"，涂抹隔离紫外线的防晒霜的人还是占多数。但是，什么都不做就照

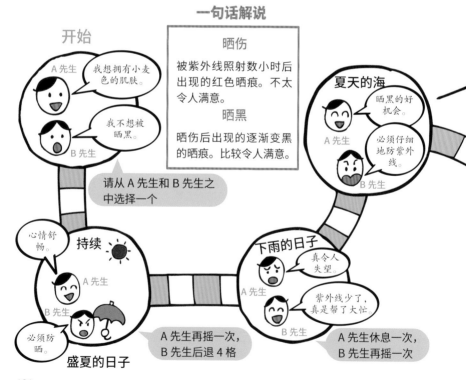

夏日防紫外线的攻防游戏

射紫外线的话，肌肤的颜色就会发生变化。这是由表皮深处的色素细胞释放出的黑色素所导致的。黑色素会使肌肤变黑。它是天然的防晒霜，能够阻断紫外线，防止其伤害到皮肤深处的真皮。非洲人为了能在强紫外线的照射下生存而拥有了黑色肌肤。而非洲之外的人们因为没有持续照射紫外线，晒黑的皮肤又会恢复到原来的样子。暴晒后之所以会脱皮，就是通过角质层的干燥脱落，将黑色素一同扔掉。

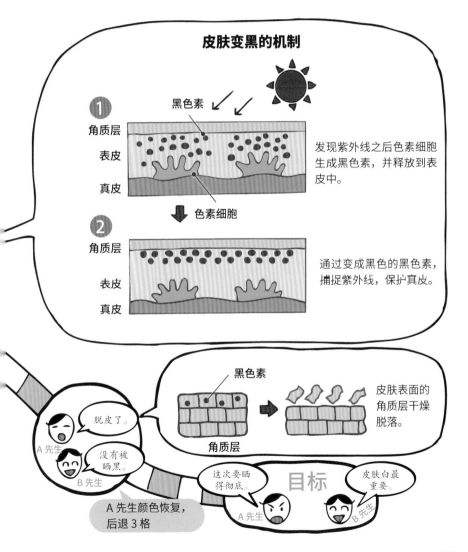

11 热的时候和紧张的时候出的汗有什么区别？

人在热的时候出汗是理所当然的。这是为了调节体温。但有时，人即使不热，在紧张的时候也会出汗。

正常人的体温为36~37℃。当气温炎热时，为了不让体温升高，大脑会发出指令，命令在皮肤真皮里的汗腺出汗。因为皮肤上张开着无数个小孔，汗液就从那里被排出体外。通过排出水分，皮肤表面的热量也会被带走，与此同时体温也降了下来。这样就能调节体温了。出汗有两种。一种

出汗的汗腺有两种

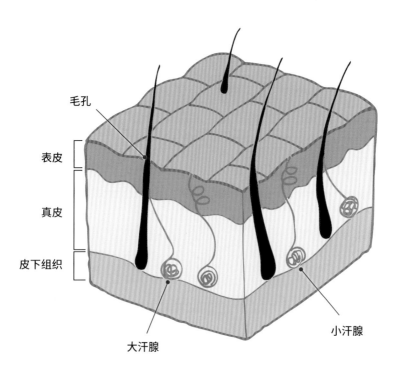

毛孔

表皮

真皮

皮下组织

大汗腺

小汗腺

是刚刚提到的体温上升时身体上的出汗，另一种是被叫作"冒冷汗"的精神上的出汗。二者都是由小汗腺分泌而来的。不同的是，精神上的出汗是在手掌和脚底部的皮肤处发汗，与之相对，体温上升几乎是全身（除了手掌和脚底部）的皮肤都在发汗。另外，汗腺里有一种叫作大汗腺的汗腺。它主要分布在腋下、乳头、下腹部、耳朵等地方，其特点是汗液中含有类脂质和蛋白质。汗液本身是没有臭味的，但由于大汗腺的汗液中含有的成分被存在于皮肤表面的常在菌分解，就会产生出独特的气味。

出汗的方式因场景不同而不同

➊ 天气炎热时（运动时、吃辣的东西时等）

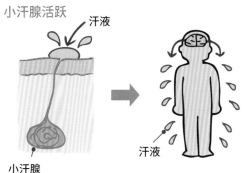

除手掌、脚底以外，身体内的小汗腺会根据大脑发出的指令对外排出汗液。几乎分布在全部皮肤的表面。分泌的液体中含有盐分。

➋ 紧张时

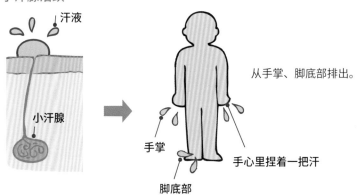

从手掌、脚底部排出。

12

"要是皮肤不能呼吸，人就会死亡"这种说法是真的吗?

过去有种说法，如果在身体上涂满金粉进行表演，会导致皮肤无法进行呼吸，使身体感到不适。这是真的吗？

　　生物的呼吸有肺呼吸、鳃呼吸、皮肤呼吸等。人类也用皮肤进行呼吸，其比例只占整体呼吸的0.6%。当然，剩下的99.4%都是肺呼吸。因此，即使在皮肤上涂抹点什么也不会导致呼吸困难，更不用说死亡了。陆地上的生物是在进化的过程中从海洋迁移到陆地上的。陆地上空气干燥，

让肺呼吸成为可能的肺部机制

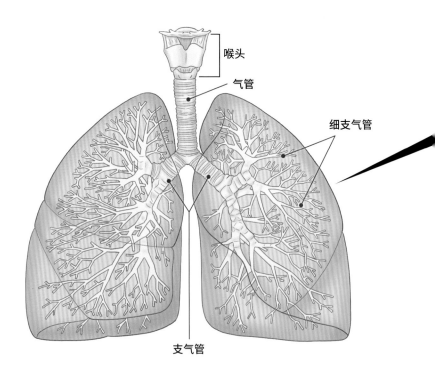

喉头

气管

细支气管

支气管

无法用鳃来呼吸。为了适应地上的环境皮肤变厚，除了一部分生物之外，皮肤呼吸也变得困难，最终完成了肺部器官的进化。尤其是人类，进化出了用肺来吸取氧气，用心脏的泵向全身送达氧气的机制。肺部有气管，其中有支气管通过。支气管进一步被分成细支气管分布到肺里面。细支气管的前端带有叫作肺泡的圆形器官。通过让毛细血管内的二氧化碳与肺泡接触来进行氧气交换，这样人类就可以通过肺来进行呼吸。

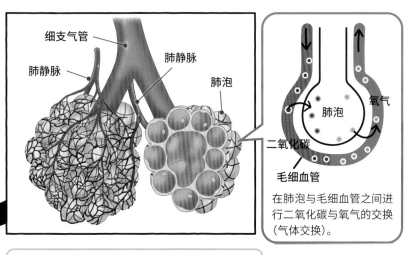

细支气管

肺静脉

肺静脉

肺泡

肺泡

氧气

二氧化碳

毛细血管

在肺泡与毛细血管之间进行二氧化碳与氧气的交换（气体交换）。

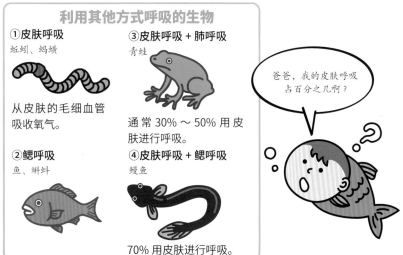

利用其他方式呼吸的生物

①皮肤呼吸
蚯蚓、蚂蟥

从皮肤的毛细血管吸收氧气。

②鳃呼吸
鱼、蝌蚪

③皮肤呼吸＋肺呼吸
青蛙

通常 30% ～ 50% 用皮肤进行呼吸。

④皮肤呼吸＋鳃呼吸
鳗鱼

70% 用皮肤进行呼吸。

爸爸，我的皮肤呼吸占百分之几啊？

13 | "起鸡皮疙瘩"是什么样的现象呢？

人在寒冷的时候、经历可怕体验的时候、感动的时候都会起鸡皮疙瘩。这种像被揪起羽毛的鸡皮肤的现象是怎么回事呢？

皮肤的表面有细小的毛发。这种毛发在皮肤下的真皮里有毛根，被一种叫作立毛肌的肌肉支撑着。立毛肌通常是松弛的，毛发也是斜着生长的。但是，当感到寒冷或恐怖的时候，交感神经就会受到刺激，分泌肾上腺素，导致立毛肌收缩，毛发就立了起来。这样一来，那些毛发周围的皮肤也会向上突起。这种现象，由于和揪起羽毛后鸡的肌肤相似，所以被称

为什么会起鸡皮疙瘩？

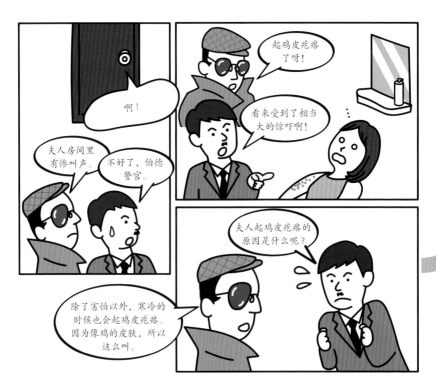

为鸡皮疙瘩。这被认为是人曾经长满体毛时留下的痕迹。体毛多的话，通过立起毛发，能够在毛发与毛发之间生成空气层，从而能够保护身体免受严寒的侵扰。但是现代人没有那样的毛发，所以只能起到安慰的作用。这也可以说是恒温动物的生理现象。猫在兴奋的时候也会竖起毛发。这也是立毛肌的作用，其原理是一样的。说到底，鸡皮疙瘩是由交感神经产生的，副交感神经不会产生。人在兴奋的时候会起鸡皮疙瘩，而像睡觉这样副交感神经活跃的时候就不会起鸡皮疙瘩。

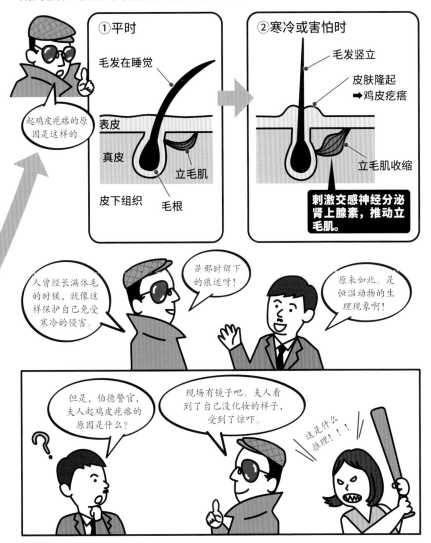

术语解释④

1. 骨质疏松症 (p.111)

一种骨密度降低，容易导致骨折的疾病。据说日本约有 1280 万骨质疏松症患者。导致这种疾病的原因有年龄增长、缺乏运动、饮食习惯问题、吸烟、绝经后激素平衡的变化、类固醇药物的使用等。随着年龄的增长，谁都有可能患上骨质疏松症，但有统计显示，女性占多数，尤其是绝经后的女性更容易患上骨质疏松症。为了预防骨质疏松症，要多运动，多做日光浴，注意不要摔倒，戒烟，控制饮酒，充分摄取钙质，摄取维生素 D、维生素 K、磷、镁等，这些都很重要。

2. 扁平足 (p.115)

脚掌没有拱形构造，呈扁平状态的脚。扁平足分为幼儿期扁平足和成人期扁平足。多数情况下，幼儿期扁平足会随着身体的成长而得到改善。成人扁平足虽然不是什么病，但它会引起拇指、足底腱膜症，疼痛性外颈骨，跟腱周围炎等问题，从而妨碍到日常生活和运动，所以要充分重视。伴有疼痛等症状的时候，可以用镇痛剂或膏药等进行治疗。另外，为了辅助脚拱功能，也可以安装脚底板等矫正装置，或者为了锻炼足拱而进行康复训练。

3. 内脏肌 (p.116)

肌肉中一种不按人的意愿活动的不随意肌，包含在内脏器官中。在内脏肌中构成心脏的心肌组织是横纹肌肉纤维，其他的内脏肌是平滑肌肉纤维。由于内脏肌是不随意肌，所以无法让其快速、有力地进行收缩。这种肌肉具有缓慢而有节奏地收缩的特征，即使在睡觉、没有意识的时候也在发挥着作用。内脏肌中的心肌具有非常重要的功能，它能将血液源源不断地输送到全身。心肌中存在大量产生能量的器官——线粒体和运送氧气的物质——肌红蛋白，它们对疲劳的耐受性非常高。

4. 乳酸 (p.118)

糖类在被代谢、分解后生成的物质。具体来说是用肌肉制造能量时，糖（糖原）被分解后生成的物质。维持我们人类活动的能量源，主要来自糖和脂肪的分解物。运动强度高的话，糖的利用率也会高。糖的利用率高的话，在分解糖的过程中产生的乳酸当然也就会变多。乳酸具有防止因为钾从肌肉中流失，导致肌肉收缩受阻的效果，还具有加速血管新生和伤口愈合的效果以及生成线粒体（利用氧气，生成被称为生命能源来源的腺苷三磷酸）等重要的作用。

5. 皮脂腺（p.123）

是皮肤附属器的一种组织结构，是分泌皮肤内部脂肪的器官，也被称为脂腺、毛囊腺。人类的这种器官分布在除了手掌、脚心之外的全身。皮脂腺分泌把脂肪酸和胆固醇作为主要成分的皮脂，滋润着体毛和皮肤，起到防止身体表面干燥的作用。大部分的皮脂腺附属在毛囊上，毛囊是包裹毛根的袋状上皮组织，但也有不带毛的口唇腺、外阴腺、肛门腺等。头皮是皮脂腺比较发达的部位，能保护头发分泌出大量的皮脂。

6. 紫外线（p.124）

太阳发出的光线，其波长为 290 ～ 400 纳米。有时也简称为 UV。波长在 280 ～ 315 纳米的称为 UV-B，在 315 ～ 400 纳米的称为 UV-A。紫外线中除了这两种紫外线之外，还存在波长在 100 ～ 280 纳米之间的 UV-C，但这种紫外线全部被臭氧层吸收掉了，无法到达地表。UV-B 在短时间内就能引发皮肤炎症（发红、肿胀、水疱等），炎症消失后，经过几天皮肤的黑色素就会增加，导致变黑。虽然这样的皮肤可以通过新陈代谢恢复到原来的颜色，但如果反复受到 UV-B 照射的话，就会形成斑点，或得皮肤癌。UV-B 会深入皮肤的真皮，导致皮肤弹性下降、产生皱纹、松弛等，这正是造成皮肤老化的原因。

7. 小汗腺（p.129）

拥有调节体温出汗功能的一种汗腺。汗液几乎都是从小汗腺排出的。这个汗腺排出的汗液约 99% 的成分都是水分，流动顺畅，其中还含有大量的抗菌肽等保护皮肤的物质。它与大汗腺排出的汗液不同，小汗腺排出的汗液是没有臭味的。顺便说一下，出汗出到对日常生活产生妨碍的多汗症，普遍认为是精神压力过大、紧张、饮食习惯或激素平衡紊乱等，导致交感神经过度工作，从小汗腺分泌的汗液过多造成的。另外，多汗症也分为腋窝多汗症、手掌多汗症、跖多汗症、头部和面部多汗症等。

8. 大汗腺（p.129）

汗腺的一种。被认为是腋臭的主要发汗器官。大汗腺分泌出汗液的主要成分是叫作中性脂肪和脂肪酸的脂肪，还有铁、尿素、氨等，呈黏着状的乳白色。这种汗液以一定的周期一点一点地分泌出来。大汗腺分泌出的汗液和皮脂腺分泌的皮脂相结合后，经由皮肤的常在菌分解，就会产生更为强烈的气味，这被认为是产生腋臭的原因。为了防止腋臭，市面上出售的止汗剂等虽然有效，但是想要根本性地治疗，还是得用手术的办法。

第 5 章

出生和性别的神奇之处

思考多样性时代的
6个素材

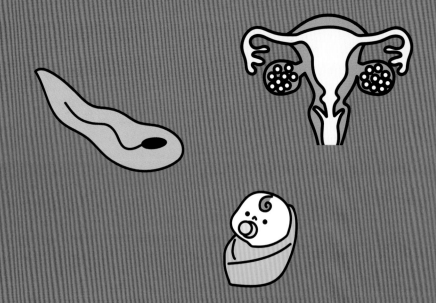

人们在呼吁LGBT等人类多样性的同时，
即使到了21世纪，社会依旧动荡，
仍有很多人因战争而失去生命。
本章我们要面对的是生命的奇迹，
是能够在这样的社会中生存下去的智慧。

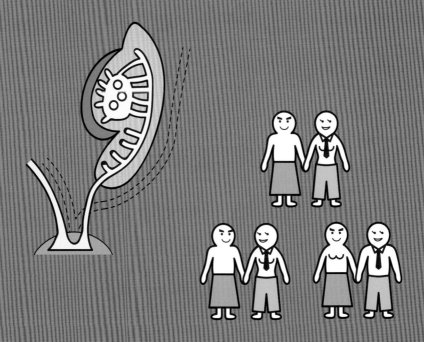

01 少子化的原因是适龄期？生育的适龄期是什么？

在人类平均寿命延长的同时，女性的身体却没有变化，仍然存在着生育的适龄期。这种反差可能是导致少子化的原因之一。

女性在小学高年级的时候就迎来青春期，体内生成雌性激素的卵巢和子宫开始发育。不久之后，在10～15岁就有卵子从卵巢流出，发生排卵。这被称为月经（生理）。女性的身体此时具备了生育能力，据说2～3年后就可以怀孕了。19岁以下的生育被称为低龄生育。据说这是因为母亲的子宫和胎盘发育还不十分完备，生育风险很大，而且母亲还是学生的情况居

明明平均寿命已经延长了，但卵巢的寿命却没有变化

女性生育的生命周期

妊娠	在胎儿阶段，女孩拥有约700万个卵母细胞
0～9岁	出生。此时仍约有200万个卵母细胞 随着年龄的增长逐渐减少，闭经时为零　　成为健康的女孩
10～11岁	进入青春期。卵子、子宫开始发育

多，养育孩子会有很多困难。所以生育的适龄期是指25～35岁。35岁以上的生育被称为高龄生育，这是由于母亲的体力下降等原因，导致难产的情况较多。如果超过40岁，生育会变得更加困难。50岁左右已经到了月经结束的闭经期，所以原则上已经不可能生育了。虽然有像这样的适龄期存在，但不可否认的是，随着女性步入社会，无法在适龄期生育的职场环境，以及比起生育更注重工作意识的女性的增加，都成为少子化的原因。

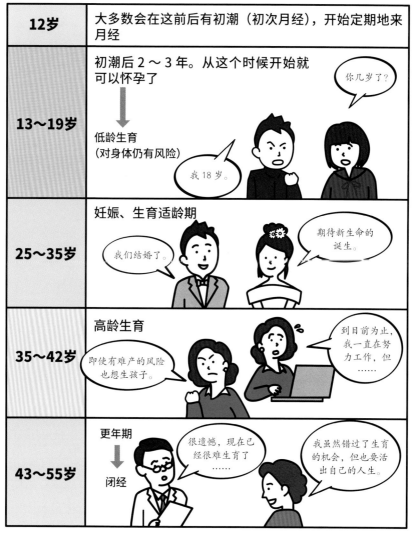

性别差异使人类不会灭绝?

人分为男女，通过性交繁衍后代，但也有的动物是没有性别的。
为什么人类有男女的性别区分呢?

　　无性别动物的代表是阿米巴虫。阿米巴虫通过分裂来增多。因此，阿米巴虫的遗传基因无论是父母还是孩子都是相同的。这样的话，在环境发生巨大变化的时候，就极有可能导致全军覆没。人类之所以区分男女性别，就是为了减少这样的风险。通过混合男女两种遗传基因生出具有独立遗传信息的个体，即使环境发生巨大变化，也总有可以生存下来并繁衍后代的人。可以

人为什么比阿米巴虫优秀?

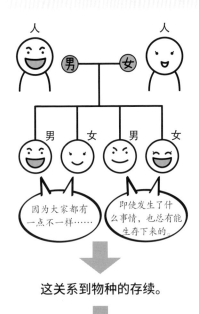

因为大家都有一点不一样……

即使发生了什么事情，也总有能生存下来的

这关系到物种的存续。

男人和女人这两种不同的存在很重要!

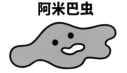

阿米巴虫

※ 真正的阿米巴虫是没有眼睛和嘴巴的。

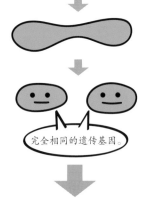

完全相同的遗传基因。

一旦发生什么事情就会全军覆没!

说这样做最大的优点就是能够保存物种。人类拥有46条（23对）染色体，最后的第23个遗传基因是XX的话，就是女性，XY的话，就是男性。像这样分成两种性别，对大脑的构造（思考方式）和体质也会产生影响。人类的这种差异性，从让人类存续的意义上来说有效地发挥了作用。近年流行对男性大脑和女性大脑进行分析。如果抛开哪一种性别的大脑更优秀、哪一种性别的大脑更应该存在这样的想法来看待这件事，可以说是很有趣的。

你的大脑是男性大脑还是女性大脑？

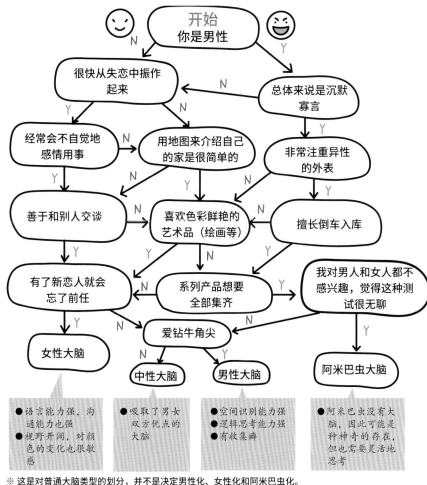

※ 这是对普通大脑类型的划分，并不是决定男性化、女性化和阿米巴虫化。

男性生殖器和女性生殖器的构造差异，是为了繁衍后代?

男性和女性在肉体上有一些差异，但决定性的差异在于生殖器。本节将对这个差异进行解说。

　　男性和女性的生殖器在形状和作用上完全不同。两性差异的存在使人类可以通过性交来产生后代。生殖器从外面看得到的地方叫外生殖器，看不到的地方叫内生殖器。男性外生殖器的代表是阴茎和睾丸（阴囊）。阴茎由尿道和包围尿道的海绵状海绵体组成。平时耷拉着，兴奋后血液流动

男性生殖器的构造

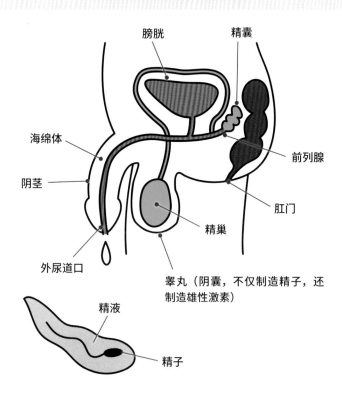

膀胱
精囊
海绵体
前列腺
阴茎
肛门
精巢
外尿道口
睾丸（阴囊，不仅制造精子，还制造雄性激素）
精液
精子

时变硬变大。睾丸里有精巢，精子就是在这里产生的。睾丸之所以在外面是因为精子怕热。内生殖器里有精囊，能帮助精子作为精液进行射精。女性的外生殖器由小阴唇和大阴唇包围着阴道口和尿道口的周围。用于分娩的内生殖器位于下腹部的骨盆中。阴道以筒形连接外面的世界与子宫。性交后精子会通过这里流入，与子宫两侧卵巢里的卵子在输卵管结合成受精卵，在子宫内孕育胎儿。

女性生殖器的构造

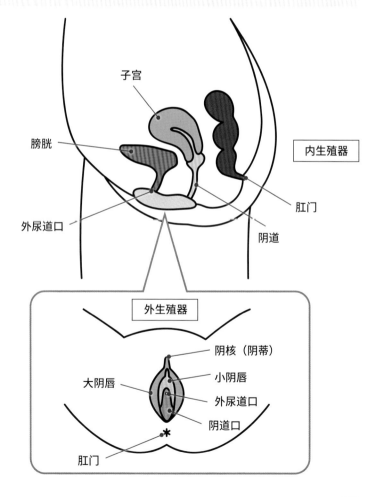

婴儿出生之前的成长过程复杂吗？

众所周知，男性和女性通过性交来孕育生命。但是，从怀孕到分娩为止的过程是非常复杂的。

婴儿出生的整个流程如下：首先男性向女性生殖器内射精，精子进入女性的阴道内，再进入子宫。精子在子宫内游动，并以卵子为目标。位于女性子宫旁的卵巢生成成熟的卵泡。这个卵泡在卵巢中破裂，并排出卵子。这被叫作排卵。卵子进入输卵管。之后卵子和从子宫游来的精子结合，受精卵就在这里诞生了。另外，男性一次射精就会排出几千万至几亿

受精卵发育成胎儿

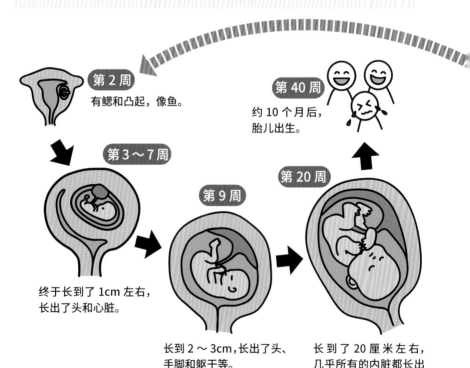

第 2 周
有鳃和凸起，像鱼。

第 3～7 周
终于长到了 1cm 左右，长出了头和心脏。

第 9 周
长到 2～3cm，长出了头、手脚和躯干等。

第 20 周
长到了 20 厘米左右，几乎所有的内脏都长出来了。

第 40 周
约 10 个月后，胎儿出生。

个精子，但能到达输卵管的精子只有几十至几百个，在这其中，只有最先到达的一个精子能够成为受精卵。卵子的寿命约为1天，精子的寿命为2～3天，所以也可以说受精卵的诞生是个奇迹。这样诞生的受精卵一边不断进行分裂一边沉入子宫内膜着床（怀孕）。怀孕后，胎儿在羊水中，从有鳃的鱼的形态逐渐发育出头部和内脏。怀孕20周左右，几乎所有的内脏都长出来了，像个小婴儿。到了第40周，小婴儿就出生了。

直到女性怀孕

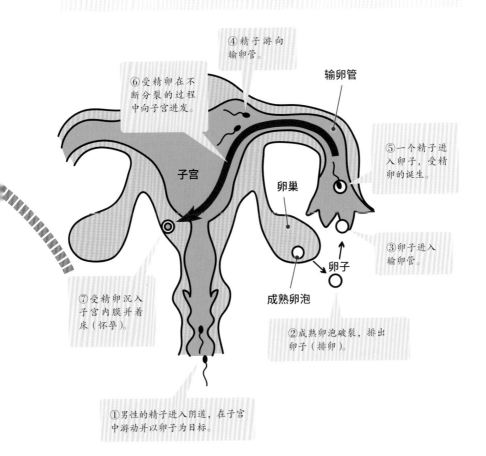

④精子游向输卵管。

输卵管

⑥受精卵在不断分裂的过程中向子宫进发。

⑤一个精子进入卵子，受精卵的诞生。

子宫

卵巢

③卵子进入输卵管

卵子

成熟卵泡

⑦受精卵沉入子宫内膜并着床（怀孕）。

②成熟卵泡破裂，排出卵子（排卵）。

①男性的精子进入阴道，在子宫中游动并以卵子为目标。

05 人类的婴儿在出生后不能马上走路的原因是没有外敌？

婴儿经过 10 个月的时间才出生。但是他们完全无法走路。明明也有动物出生后马上就能走路，为什么婴儿不行呢？

刚出生的婴儿不能走路。最大的原因是人类比本来应该出生的日期早出生了（生理性早产）。哺乳动物大致被分为三类。一类是马、长颈鹿等离巢性动物。它们父母的怀孕时间较长，基本上每胎只生一只，它们在短时间内就能够走路。这是因为在野生环境中，存在着很多食肉动物等外敌，出生后不能马上走路的话，就会成为天敌的猎物而无法生存。另一类是就巢性动

各种动物的出生

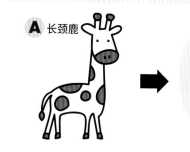

A 长颈鹿

离巢性
- 怀孕时间长
- 一般只生出一只
- 短时间就能学会走路
- 其他还有马、牛、大象、猴子、鲸鱼等

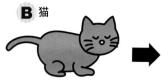

B 猫

就巢性
- 怀孕时间短
- 一次能生多胎
- 需要花费一段时间才能够走路
- 其他还有狗、老鼠等

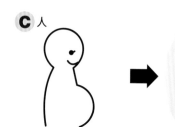

C 人

离巢性＋就巢性⇒二次就巢性
- 怀孕时间长
- 多数情况只能生一个
- 需要花费一段时间才能够走路
- 只有人类

物，如猫、狗、老鼠等。这些动物的怀孕时间较短，一次就能生出好多孩子。但是出生后的孩子自己无法活动，不过，因为生得多，所以就算只有少数存活下来，也能繁衍后代。人类是由离巢性和就巢性结合而成的二次就巢性动物。怀孕时间较长，生出的孩子通常需要很长一段时间才能自己一个人行走。但因为没有外敌，所以多数孩子能够平安地成长。有各种各样关于早产原因的说法，但普遍认为是如果孩子长时间地待在母亲体内成长的话，会浪费母亲的能量，并在生育时给母亲造成很大的负担。

各种动物出生后的样子

A
长颈鹿

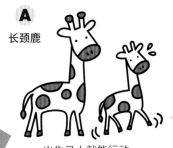

一出生马上就能行动。

外敌
狮子

必须处于能够立刻逃离外敌的状态。

B
猫

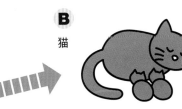

孩子不能自己活动和吃东西。

外敌

因为生得多，所以就算只有少数存活下来，也能繁衍后代。

C
人

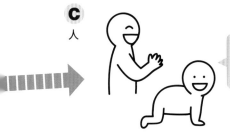

孩子一段时间内还不能走路。

没有外敌

就算生得少，也几乎都能存活下来。

婴儿那么弱小，为什么会长大呢？

①出生时大脑还在发育的过程中。

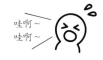

哇啊~
哇啊~

②出生后需要很长一段时间才能发育成成人大小的大脑。

因为是以孩子的状态成长，所以会加深认知。

外在刺激（教育）

结论

结论综合①②，孩子要以与妈妈的产道和出生所需能量相符合的大小出生，并以此接受教育，让自己能够在安全的环境中慢慢地成长。

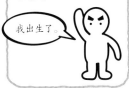

我出生了。

为什么会产生心与性的不一致呢？

性同一性障碍指的是心理认知性别和身体实际性别不一致。产生这个障碍的原因是什么呢？

作为性少数群体的总称，LGBT是女同性恋、男同性恋、双性恋、变性人的缩写。性同一性障碍是指肉体上的性别和心理上的性别不一致。虽然目前还不完全清楚为什么会产生性同一性障碍，但普遍认为多数人还在母亲肚子里的阶段就确定了。男女的生殖器是由遗传基因（Y染色体的SRY遗传基因）的差异决定的，不过受精卵在第7周之前是无法区分性别的，有成为男性器官的沃尔夫管（中肾管），也有成为女性器官的米勒管。男性到

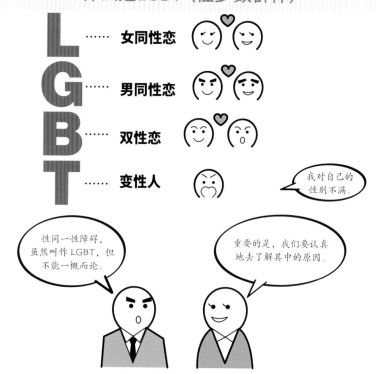

什么是LGBT（性少数群体）

了第8周，在精巢分泌的抑制激素的影响下，米勒管消失。女性在第11周，没有"沐浴"到雄性激素的沃尔夫管消失。也就是说，男女的肉体性别是到第11周才确定下来的。与此相对，如果那之后由于某种原因导致雄性激素大量地灌输到女性大脑里的话，就会造成身体明明是女性，但大脑却是男性的情况。与之相反，男性如果没有将雄性激素灌输到大脑里，那就会造成身体是男性，但大脑却是女性的情况。普遍认为是上述原因导致了性同一性障碍的产生。

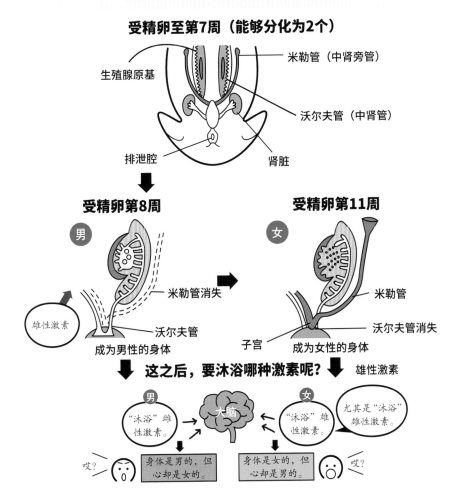

变为性同一性障碍的原因

术语解释⑤

1. 遗传基因（p.140）
染色体是由人体各器官构成的设计图。在生物体中，染色体内的 DNA 作为遗传基因发挥着作用，DNA 是由腺嘌呤、鸟嘌呤、胞嘧啶、胸腺嘧啶（按顺序，多用 A、G、C、T 的缩略号来表示）这 4 个碱基构成的双螺旋结构。但是，并不是所有的 DNA 细胞都有遗传基因。据说拥有遗传基因的只占 DNA 细胞总数的 3%～5%。剩下大部分的 DNA 具有什么样的功能至今还未可知。另外，据说人类的一对染色体中含有大约 25000 个遗传基因。

2. 染色体（p.141）
含有遗传信息的 DNA 的生物物质。染色体分为常染色体和性染色体两种。染色体数因种类的不同而不同，人类的染色体数为 46 条，是由从父亲那里继承的 23 条和从母亲那里继承的 23 条配对而成的。常染色体有 22 对 44 条。性染色体是一组两条，有 X 染色体和 Y 染色体，XX 是女性，XY 是男性，因为母亲只有 X 染色体，所以从父亲那里继承 X 染色体还是 Y 染色体决定性别。如果染色体发生异常，多数情况下会导致流产。即使出生，也很可能会出现智力障碍、身材矮小、痉挛发作症、心脏病、唐氏综合征等各种问题。

3. 羊水（p.145）
起到保护、养育胎儿作用的液体，也被称为羊膜液。分娩时对子宫口的扩大也有帮助的羊水在妊娠初期是无色的，但是到了末期，因为混合了胎儿的皮肤、胎脂、胎毛等，会呈现白色混浊状。怀孕末期的羊水量一般为 600～800 毫升。羊水量异常分为羊水过少和羊水过多。后者可能会与胎儿、母体的心脏或肾脏疾患、胎儿形态异常等有关。另外，还容易引发微弱阵痛或前期破水等各种异常和早产。

4. 离巢性（p.146）
一出生就能够睁开眼睛、坐起来、走路等动物的特性。一般来说，这是对鸟类生态使用的词语。离巢性动物的共同点是：①怀孕时间长；②一次出生的孩子数量为 1 个或 2 个；③刚出生的孩子发育良好，其外形已与成年时相似。从这一点来看，人类的婴儿与①和②符合，可与③完全不符合，显示出具有就巢性。

5. 就巢性 (p.146)

这类动物的特征是出生后，无法靠自身的力量生存下去。这个词也同离巢性一样，原本是对鸟类生态使用的词。在哺乳动物中，老鼠、兔子、鼹鼠等动物被认为是具有就巢性的代表性动物。另外，海豹、鲸鱼、马等动物被认为是具有离巢性的代表性哺乳动物。据说体型较小且较低等的哺乳动物是就巢性哺乳动物，体型较大且较高等的哺乳动物是离巢性哺乳动物。当然，并不是所有的动物都可以分为就巢性动物和离巢性动物，也有像人类一样无法决定属于哪一种的动物。

6. 米勒管 (p.149)

在低等脊椎动物中由与中肾相连的排出管——中肾管组成，在高等脊椎动物中来源于体腔壁的器官。在大部分脊椎动物中分化为输卵管和子宫等雌性生殖器的生殖管。因为是由德国生理解剖学家 J.P. 米勒于 1830 年在自己的著作中首次记述的，所以取了这个名字。对人类来说，怀孕的第 7 周左右，男女两性都具有成对性的沃尔夫管和米勒管两组生殖管。但是，女性在那之后，沃尔夫管开始退化，米勒管开始发育，米勒管的上部变为输卵管，下部左右融合成为子宫和阴道。男性的话，米勒管虽然退化，但沃尔夫管开始发育起来。

7. 沃尔夫管 (p.149)

脊椎动物在发育的过程中，由前肾管的一部分或全部发育而来的中肾中排出的管道被称为沃尔夫管，也被称为中肾管。雄性的话，这个器官会进一步分化成输精管和储精囊等，雌性的话，则会退化，代替沃尔夫管的米勒管会发育起来。也就是说，沃尔夫管在雄性的身体里会成为很重要的生殖器官，但在爬虫类以上的高等动物雌性的身体里则会消失不见。不过，在鸟类和哺乳动物的身体中，有时也能观察到沃尔夫管的痕迹。沃尔夫管这一名称是由德国解剖学家、近代发生学的先驱 C.F. 沃尔夫在鸟类胚胎中首次发现的，因此以他的名字命名。

第 6 章

疾病与免疫的神奇之处

在新冠疫情时期
生存下去的13个素材

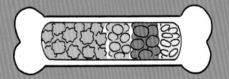

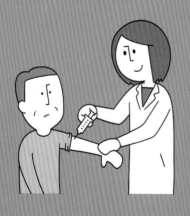
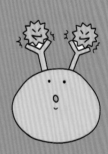

新型冠状病毒极大地改变了我们的生活，
我将告诉大家一些能够在新冠疫情
时代安全地生存下去的秘诀。

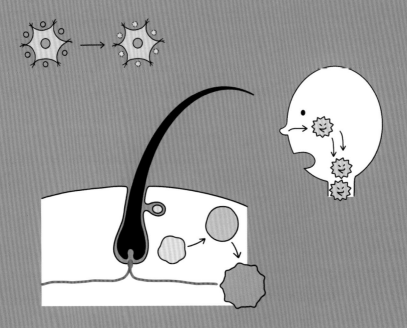

01 痴呆症和健忘的区别是什么？探寻痴呆症的原因

由于平均寿命延长，患痴呆症的人也在增加。其原因有很多，但可以肯定的是，这是由大脑的障碍所引起的。

　　人上了年纪后都容易健忘。但是痴呆症和健忘还是有明显区别的。当一个人忘记了自己经历过的全部事情，并对忘了这件事本身不自知，这种状态也给自己的生活带来了障碍，那就是痴呆症。痴呆症不仅表现为像记忆障碍这类大脑功能的异常，还有暴力倾向等人格的变化，甚至会产生幻觉或妄想等情况。在痴呆症里最多见的就是阿尔茨海默病。这是由于大脑

三大痴呆症的原因是？

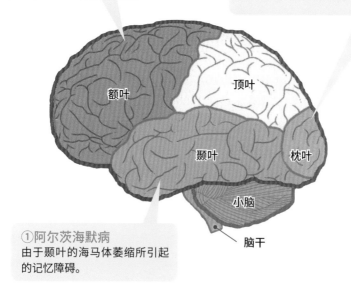

③脑血管性痴呆症
是由于大脑中引发了脑出血造成的。

②路易小体型痴呆症
如果大脑中产生的路易小体破坏了枕叶，就会产生幻觉。

额叶

顶叶

颞叶

枕叶

小脑

脑干

①阿尔茨海默病
由于颞叶的海马体萎缩所引起的记忆障碍。

内的β淀粉样蛋白的异常堆积，导致神经细胞死亡、减少，从而引起大脑的整体萎缩所造成的。尤其是侧头叶中对记忆非常重要的海马体的提前萎缩，会明显地引起记忆障碍。除此之外，路易小体型痴呆症和脑血管性痴呆症也是其中的代表，前者是在大脑的神经细胞中产生被称为路易小体的蛋白质块，并被积蓄在大脑里。如果这些蛋白质块破坏了枕叶的神经细胞，就会产生幻觉。后者是由于脑出血和脑梗死等脑内的血管障碍而产生的。包含阿尔茨海默病在内，被称为三大痴呆症。

① 造成阿尔茨海默病的原因

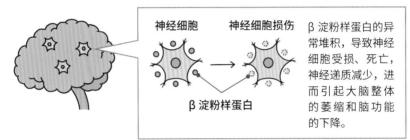

神经细胞　　神经细胞损伤

β 淀粉样蛋白

β 淀粉样蛋白的异常堆积，导致神经细胞受损、死亡，神经递质减少，进而引起大脑整体的萎缩和脑功能的下降。

② 造成路易小体型痴呆症的原因

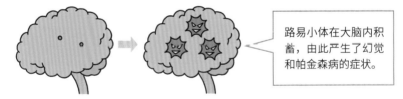

路易小体在大脑内积蓄，由此产生了幻觉和帕金森病的症状。

③ 造成脑血管性痴呆症的原因

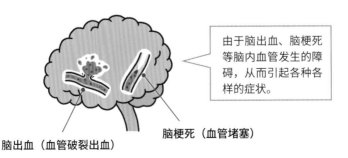

由于脑出血、脑梗死等脑内血管发生的障碍，从而引起各种各样的症状。

脑梗死（血管堵塞）

脑出血（血管破裂出血）

02 花粉症为什么会导致流鼻涕和打喷嚏？

花粉症是由进入人体内的花粉引起的免疫反应所造成的季节性过敏性鼻炎。其产生的原因基本如上所述。

花粉症是由花粉从鼻子或眼睛进入人体内所引发的。这些花粉是过敏原（原因物质），在体内形成抗原（存在于异物的表面，显示为异物）。经由巨噬细胞，将抗原的存在告知淋巴细胞。淋巴细胞会生成与抗原结合并排除抗原的抗体（IgE抗体）。当第二次花粉（抗原）进入人体后，附着在肥大细胞上的IgE抗体会与之结合并将其排出。之后肥大细胞会释放出组胺等过敏诱发物质。这些物质会引起打喷嚏、流鼻涕和眼睛发痒的症状。

发生花粉症的机制

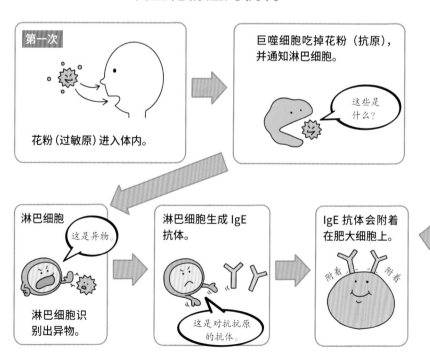

花粉症因人而异，也有的人完全没有症状。另外，也有人之前一直没有症状，但突然又出现症状的。会出现花粉症的人，被称为过敏体质。对于有的人突然出现症状，比较有说服力的是水桶理论，就是在身体里一点一点积累的过敏原在某日超过了可以容纳的量而引发出症状。但是近年来，更为有力的一种说法是天平理论，就是把当年的花粉量和人的体质、免疫力放在天平上进行比较，前者较重的话，就会引发症状。

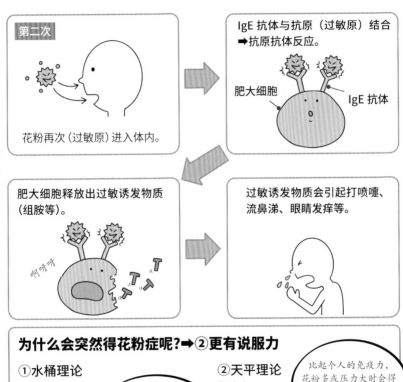

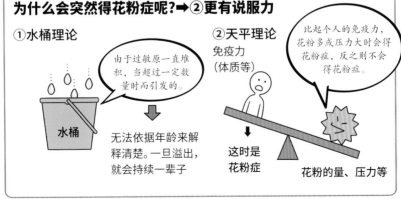

病毒也会对严寒认输？
在南极不感冒的原因

如果身处极寒之地的南极，似乎更容易让人感冒，但却没有人感冒。
这是为什么呢？

90%的感冒都是由病毒引起的疾病。因为多数的感冒病毒喜欢低温和
低湿度的环境，所以冬天会变多。虽说如此，但也不是什么样的低温都能
适应，当温度过低时甚至会导致其灭亡。南极是创造了-97.8纪录的极寒之
地。病毒在那里无法生存，人们也就不会感冒了。另外，在低温的环境下
病毒容易繁殖，人在感冒后发热就是为了抑制病毒的繁殖。位于大脑下丘
脑的体温调节中枢会发出提高体温的指令，之后皮肤的汗腺闭合、血管收

感冒为什么在南极不流行呢？

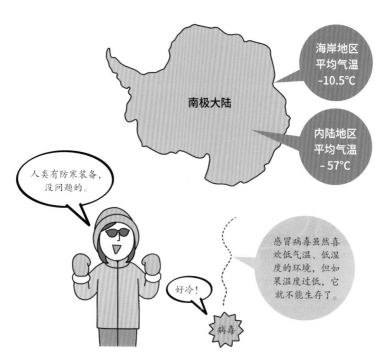

缩，从而使热量聚集。经过这样的发热会促进白细胞的功能，提高免疫力。病毒被消灭之后，体温调节中枢会发出降低体温的指令，通过出汗来使体温下降。接下来我们回到南极的话题。科幻小说《复活之日》讲述了全世界因传染病毁灭之后，人们逃到南极的情景。如今新冠病毒依然存在，我们必须要提高防范意识。

发热的机制

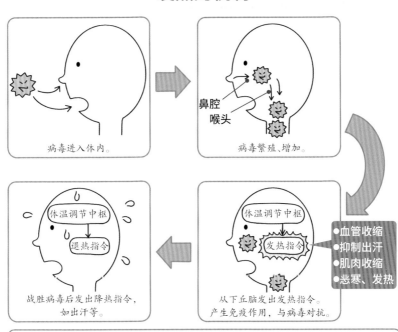

病毒进入体内。

鼻腔
喉头

病毒繁殖、增加。

体温调节中枢

退热指令

战胜病毒后发出降热指令，
如出汗等。

体温调节中枢

发热指令

从下丘脑发出发热指令。
产生免疫作用，与病毒对抗。

●血管收缩
●抑制出汗
●肌肉收缩
●恶寒、发热

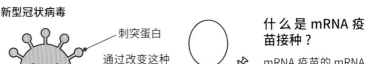

新型冠状病毒是什么呢？

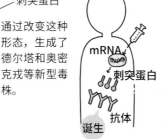

新型冠状病毒

刺突蛋白

核糖核酸（RNA）

通过改变这种形态，生成了德尔塔和奥密克戎等新型毒株。

直径约 100 纳米
（0.0001 毫米）

什么是 mRNA 疫苗接种？

mRNA 疫苗的 mRNA 到达人体免疫细胞后产生刺突蛋白。由此引发免疫反应，产生抗体，形成无论病毒如何入侵都能对其进行攻击的身体。

mRNA

刺突蛋白

抗体

诞生

打了疫苗后身体里会发生什么呢？

由于新型冠状病毒的流行，我们经常能听到疫苗这个词。为什么打了疫苗后症状就会减轻呢？

疫苗，也被称为预防注射（预防接种），接种是为了预防传染病的感染，预防发病，预防重症化。人类的身体里原本就有对抗病毒等传染病的免疫系统。

保护人类身体的"免疫"是什么？

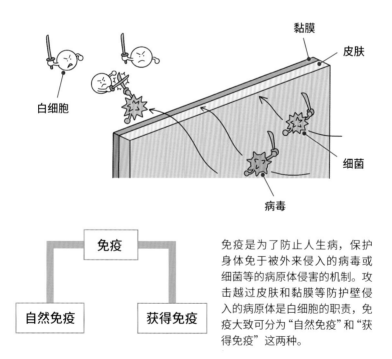

免疫是为了防止人生病，保护身体免于被外来侵入的病毒或细菌等的病原体侵害的机制。攻击越过皮肤和黏膜等防护壁侵入的病原体是白细胞的职责，免疫大致可分为"自然免疫"和"获得免疫"这两种。

我们天生就有的免疫叫作"自然免疫"，而通过和某种病原体战斗获得的免疫叫作"获得免疫"。人类的身体在受到病原体的侵入时，白细胞会攻击并杀死病原体，但在那之前，存在于上皮细胞和白细胞等体内的TLR（Toll样受体）会检测到病原体的侵入，并通知白细胞。疫苗是通过将某种病原体的减弱物质放入身体，让自己的免疫系统记住该病原体的信息，从而生成对抗该病原体的抗体。这样一来，当真正的病原体侵入时，就很容易消灭那个病毒了。疫苗分为2种，一种是在法律上被赋予了接种义务的疫苗，一种是自愿接种的疫苗。

为什么要打疫苗？

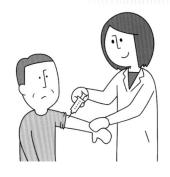

打疫苗（预防注射），是通过将病毒和细菌的减弱物质注射入人体内，从而增强人体免疫。发挥免疫功能的细胞与力量减弱的病原体战斗时，人体会记住该病原体的信息，当相同的病原体再次进入人体时，就会产生与之战斗的"抗体"。疫苗可以帮助我们预先在身体里准备好这种抗体。

疫苗在身体里会做些什么呢？

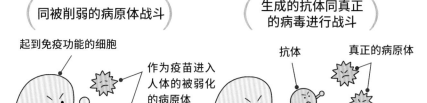

（同被削弱的病原体战斗）

起到免疫功能的细胞

作为疫苗进入人体的被弱化的病原体

具有免疫功能的细胞同被弱化的病原体战斗，并打败它们。

（生成的抗体同真正的病毒进行战斗）

抗体

真正的病原体

用疫苗生成的抗体，会在下次真正的病毒入侵身体时，与之展开战斗。

头发稀疏真的和激素有关吗？

为头发稀疏而烦恼的人不在少数。秃顶的人和没秃顶的人有什么区别呢？是因为遗传、激素水平，还是疾病呢？

男性的发际线后退，或头顶部位的头发变薄，这些在医学上称为雄激素脱发（AGA）。引发AGA的原因如下：从发根的皮脂腺分泌的叫作5α还原酶的物质与男性激素结合，生成导致脱发的恶性男性激素二氢睾酮（简称：DHT）。这个DHT会使头发的毛囊收缩，使头发变细。最终，头发无

什么是雄激素脱发（AGA）？

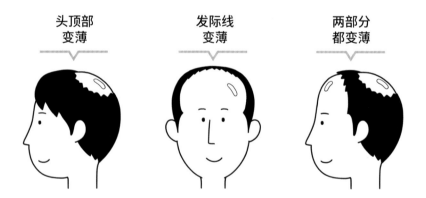

头顶部变薄

发际线变薄

两部分都变薄

青春期以后，头顶的头发变薄，发际线变薄并后退，这两种情况都发生的现象被称为AGA（雄激素脱发）。这种现象被认为与激素和遗传这两个因素密切相关。FAGA（女性雄激素脱发），是由于女性雌激素的减少，导致头皮整体的体积减小。

法从毛囊中生长出来，也就是秃顶了。DHT在男性还是胎儿时，能够影响男性生殖器的发育，在成年后能够增加胡须等体毛的生长。也就是说，如果DHT过多的话，虽然会增加体毛，但却会减少头发。因此，DHT又被称为脱发激素。另外，我们也了解到由于遗传的原因也会引发AGA，有一种说法是，如果母亲的父亲是秃顶的话，那作为其孙子的男性也会继承到头发稀疏的遗传基因，也会很容易秃顶。

为什么会引发AGA呢?

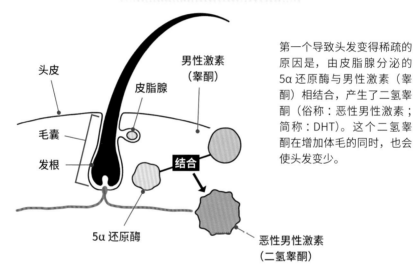

第一个导致头发变得稀疏的原因是，由皮脂腺分泌的5α还原酶与男性激素（睾酮）相结合，产生了二氢睾酮（俗称：恶性男性激素；简称：DHT）。这个二氢睾酮在增加体毛的同时，也会使头发变少。

另一个导致头发变得稀疏的原因是遗传。头发稀疏的遗传基因被认为在 X 染色体上，如果母亲的父亲有头发稀疏的遗传基因，那么这个遗传基因就会遗传给男孩。也就是说，稀疏的遗传基因是母方的隔代遗传。

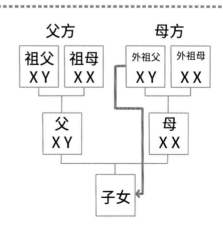

06 与疾病进行战斗的细胞都有哪些？

与侵入的病原体进行战斗的是白细胞，那么白细胞都有哪些种类呢？本节我将详细地讲解一下白细胞。

当我们的身体受到细菌、病毒等病原体侵入时，具有免疫功能的白细胞就会为保卫我们的身体而战斗。白细胞如下图所示，大致可分为3种，其中最被熟知的是巨噬细胞、中性粒细胞和淋巴细胞。淋巴细胞中包含T细胞、B细胞、NK细胞等，它们各自拥有不同的功能。另外，T细胞中也含有

与侵入的病原体进行战斗的白细胞的种类

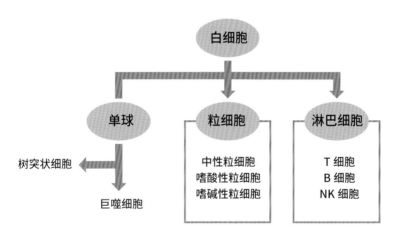

与侵入体内的病原菌进行战斗的白细胞有各种各样的种类。巨噬细胞主要食用细菌、病毒、死亡的细胞等。占白细胞中五成到六成的中性粒细胞，能够穿过血液壁并再移动到身体的各处，食用并分解细菌和病毒（淋巴细胞分为几个种类，如 T 细胞、B 细胞等）。

一种叫作幼稚T细胞的细胞，它不像杀伤T细胞那样会与疾病进行战斗。这个细胞是在骨髓中生成的，成为免疫细胞的前身T前体细胞，T前体细胞会移动到胸腺并在那里生长，最终成为幼稚T细胞。幼稚T细胞就如同它的名字，它是未曾同病原体战斗过的脆弱细胞，如果借助曾遭遇过病原体的树突状细胞的力量将其激活的话，就会成为效应T细胞，之后再变为杀伤T细胞、辅助T细胞、控制性T细胞等。也就是说，幼稚T细胞是T细胞的原本形态。

杀伤T细胞与辅助T细胞

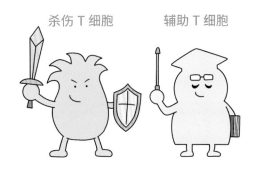

杀伤 T 细胞　　辅助 T 细胞

淋巴细胞的一种，T 细胞包含杀伤 T 细胞、辅助 T 细胞和控制性 T 细胞 3 种。杀伤 T 细胞就如同它的名字，会攻击被病原体感染的细胞、癌细胞等对身体有害的细胞。可以说是免疫细胞中的"战士"。辅助 T 细胞会调查病原体的信息，寻找打倒对方的方法，并对杀伤 T 细胞发出指令。可以说是免疫细胞的"司令塔"。

B 细胞

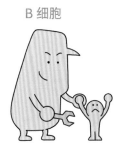

B 细胞具有与侵入身体的异物（抗体）粘在一起的抗原感受器的作用，当接收到辅助 T 细胞发来的指令后，就会与生成对抗病原体的抗体进行战斗。B 细胞通过一种被称为"细胞因子"的蛋白质，将抗原的信息传递给 T 细胞。

NK 细胞

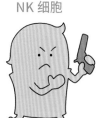

NK 细胞的"NK"是自然杀手的缩写，意思是"天生的杀手"。正如它的名字，NK 细胞会在身体中到处巡视，看是否有癌细胞或被病原体感染的细胞存在，如果被它发现的话，即使没有辅助 T 细胞的指令，也能自行地进行攻击并杀死对方。

07 在伤口愈合的过程中不可缺少的细胞

虽然受了伤，但不知道什么时候就好了，很多人都有过这样的经历吧。在我们的身体里发生了什么而让伤口自愈了呢？

人类本来就具备自然治愈能力，所以即使受了伤、流了血，某种程度上也能够自行痊愈。但在伤口治愈的过程中，我们的身体里发生着什么样的事情呢？在出现伤口的时候，很多细胞会受伤、受损。如果对受损的细胞放任不管，那伤口也会无法治愈，所以为了让这些地方恢复到原来的样

伤口的愈合机制

如果擦伤导致皮肤和其下面的血管破裂，血管壁就会受伤出血。一旦出血，血管在收缩的同时，血液中含有的血小板也会聚集起来尽力阻止出血。也就是说，血液有让血液本身停止流动的功能。

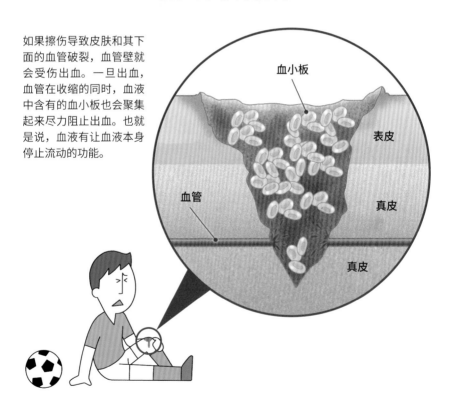

子，治疗伤口的细胞就会活跃起来。而治疗伤口的细胞中最具代表性的就是血小板。出血是由于皮肤下面的血管破裂所引起的，血液中含有的血小板会阻止出血。而且，通过让更下层的细胞治愈受伤的细胞并替换掉死亡的细胞，就能够治愈受伤的皮肤和血管。受伤后约2天，在血小板的作用下凝固的血液在伤口表面结痂，再过几日，当结痂脱落的时候，下面皮肤细胞的修复就完成了。

直到结痂为止

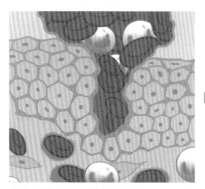

止血后的血小板将血浆中的纤维蛋白原转变成纤维状蛋白质，形成血栓，堵塞伤口。

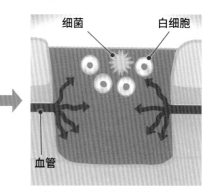

与此同时，由于血液中的白细胞会负责对抗外部侵入的病原体，所以会打倒从伤口进入的许多细菌。

在血小板的作用下，血液干燥凝固成的东西就是结痂。结痂在受伤后 5～6 天脱落，结痂处下面的内部也大致被修复了。但是，如果在结痂凝固之前就剥掉的话，杂菌就会从那里进入引起炎症，愈合也会变慢，所以在自然脱落之前最好不要剥掉结痂。另外，从伤口渗出的"脓水"，是在伤口中与细菌战斗的白细胞和细菌聚集而成的东西。因此，伤口越深，细菌侵入得越多，脓水也就越多（脓水的堆积称为"化脓"）。

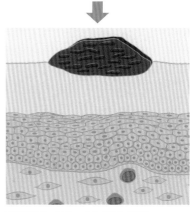

受伤后约 2 天，伤口就会结痂。

感染 10 年后才发病?
HIV 真的好恐怖

一旦感染了 HIV 就会患上艾滋病。那会出现什么样的症状,又该如何治疗呢?接下来我将讲解一下大家好像知道却又不了解的艾滋病。

艾滋病(AIDS)也被称为"后天性免疫缺陷综合征",就如同它的名字,是因后天性的免疫功能丧失所导致的疾病。免疫功能是当我们的身体受到病原体侵入时,为了保护我们的身体而与入侵者进行对抗的功能。但

艾滋病是什么样的疾病?

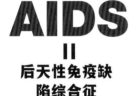

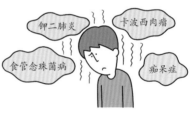

免疫功能逐渐减弱

钾二肺炎

卡波西肉瘤

食管念珠菌病

痴呆症

感染途径是什么?

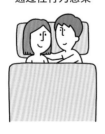

通过性行为感染

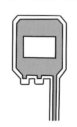

血液(输出)感染

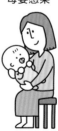

母婴感染

当罹患免疫缺陷疾病时，我们的身体就会丧失这种功能。

　　艾滋病是由HIV引起的。HIV会通过体液、血液和母乳等进行传播，其感染途径主要是性行为、母婴感染和输血。人在感染了艾滋病后会感到发热和身体疼痛等，短的可能数月就会发病，长的可能十多年后才会发病。发病时，人体的免疫功能突然丧失，患上免疫系统本应与之对抗的传染病，导致身体的健康状况急剧恶化。因此，普遍建议容易感染HIV的人群定期去做一下检查，以确定自己是否感染。

　　现在，即使感染了HIV，也可以通过服用抗HIV药物来抑制病毒的增殖，并维持身体的免疫功能。

如果得了艾滋病，身体里会发生什么呢？

感染 1～2 个月后

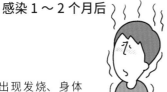

出现发烧、身体疼痛，但不久就会消失。

感染约 10 年后

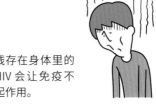

残存在身体里的HIV 会让免疫不起作用。

正常的时候

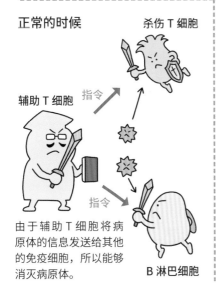

辅助 T 细胞　指令　杀伤 T 细胞

指令　B 淋巴细胞

由于辅助 T 细胞将病原体的信息发送给其他的免疫细胞，所以能够消灭病原体。

艾滋病一旦发病

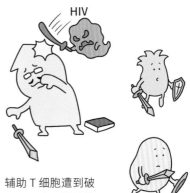

HIV

辅助 T 细胞遭到破坏，无法向其他的免疫细胞发送打倒病原体的指令。

09 糖尿病患者中，1/4 会出现并发症吗？

据统计约 25% 的日本人患有糖尿病或即将患糖尿病。更可怕的是，这种病会导致失明、截肢或肾功能衰竭等并发症。

吃完饭后人的血糖值都会上升。通常，经由控制血糖值的激素胰岛素的调节，会让血糖值恢复到正常水平。但当胰岛素不能很好地发挥功能时，没被消耗的葡萄糖就会在血液中堆积，造成血糖值持续在高位，就会引发"糖尿病"。糖尿病分为遗传性的自身免疫疾病Ⅰ型和遗传兼生活习惯导致的Ⅱ型，日本人大部分患的都是Ⅱ型，普遍认为每4个人中就有1个

通过改善生活习惯来预防发病

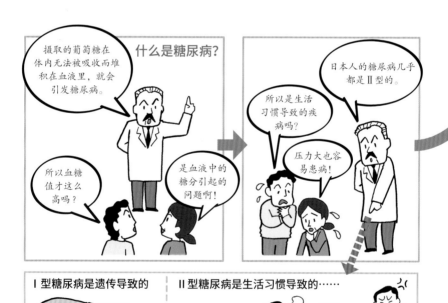

人患有糖尿病或即将患糖尿病。

　　糖尿病本身并不会直接危及人的性命，可怕的是它的三大并发症。糖尿病性视网膜病变是由眼底的血管发生障碍而引起的视力下降，持续发展下去的话可能会导致失明。糖尿病性神经障碍，是由末梢神经的障碍引起的手、脚麻木或疼痛，一旦恶化，就有可能截肢。糖尿病性肾病会出现身体浮肿。也有可能会导致肾衰竭，需要做人工透析。为了预防糖尿病，需要调整自身的饮食习惯，限制饮酒和戒烟，并进行适当的运动。

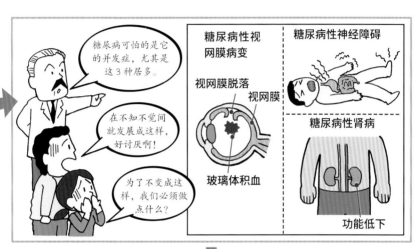

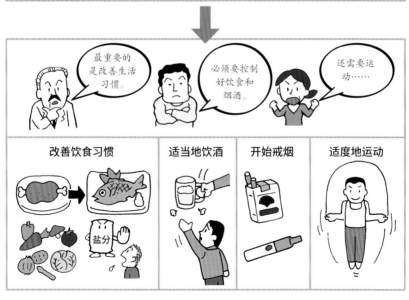

通过骨髓移植能治好白血病吗？

白血病是一种骨髓无法生成健康白细胞的疾病。治疗的方法之一是骨髓移植，但这种方法有很大的难度。

骨髓中的白细胞异常增殖引起的疾病就是白血病。血细胞无法自己增殖，它是由骨髓按照一定的比例生成的。但当癌变的白细胞增加时，身体将无法继续保持细胞制成的比例，导致正常的血细胞减少。红细胞减少的话，会因氧气不足而使人出现贫血。白细胞减少的话，会因免疫力低下而让人容易患病。血小板减少的话，出血将会流血不止，从而危及人的性

增加骨髓库的注册者人数是关键

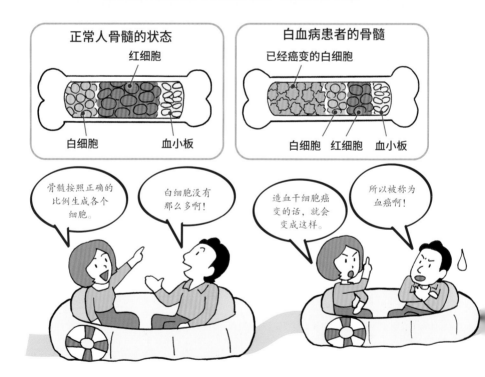

命。在白血病的治疗方法中最有效的是骨髓移植。首先，要用药物将无法生成正常血细胞的白血病患者的骨髓杀死，停止其生成血细胞的功能。然后将他人健康的骨髓液移植到此处，防止疾病恶化，使患者恢复到健康的状态。但这个疗法最大的难题是匹配率问题。如果骨髓的提供者是兄弟的话，匹配的概率是1/4。但如果是其他人的话，那概率就会变为几百到几万分之一。能否在病情还没有恶化之前进行治疗，关键是有无合适的匹配者，所以增加骨髓库的捐献注册者人数非常重要。

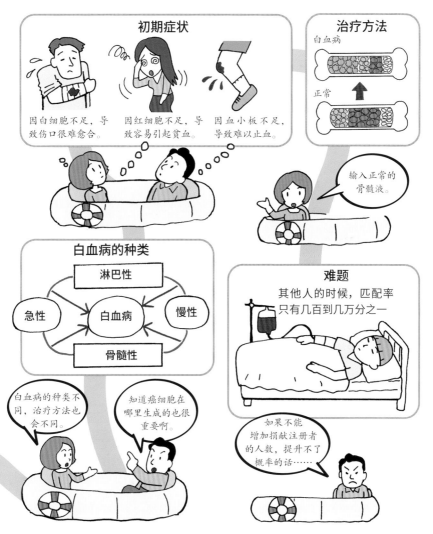

11 患癌症的原因是什么？

> 癌症是原本正常的细胞突然变为癌细胞，并在不断增殖的过程中阻碍正常细胞功能的一种疾病，如果放任不管甚至会致人死亡。

　　癌症是之前一直正常工作的细胞突然异变为癌细胞的一种疾病。那么，癌症的可怕之处在哪里呢？普通的细胞为了保持一定的数量，其分裂是有限制的，如果超过限定的数量就会死亡。但癌细胞却能够不断地分裂和增殖，不受次数限制的同时也不会死亡。它会损害和破坏其他正常的细胞，还会阻碍它们的功能，甚至会通过淋巴等转移到身体的各个地方，反复地增殖，最终夺取人的生命。

如何打造不易得癌症的体质？

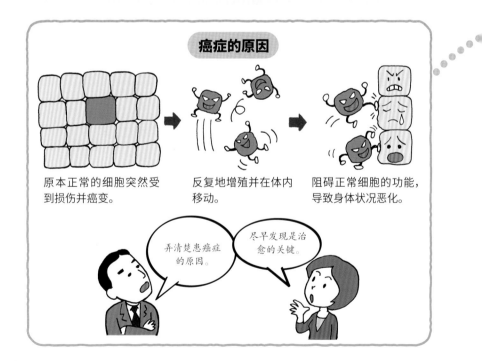

癌症的原因

原本正常的细胞突然受到损伤并癌变。

反复地增殖并在体内移动。

阻碍正常细胞的功能，导致身体状况恶化。

弄清楚患癌症的原因。

尽早发现是治愈的关键。

为什么会发生癌症呢？人类拥有制造癌细胞的遗传基因和抑制癌细胞的遗传基因。年龄的增长、致癌物质在体内不断堆积，还有压力过大、病毒侵入等原因，都会导致抑制癌细胞的遗传基因的功能降低，变得容易发病。治疗方法为通过手术将癌变部位切除、使用抗癌药剂等化学疗法将体内的癌细胞消灭、使用放射线将癌细胞破坏掉等。另外，定期检查、尽早发现癌细胞和改善自身的生活习惯，可以有效降低癌症的发病率。

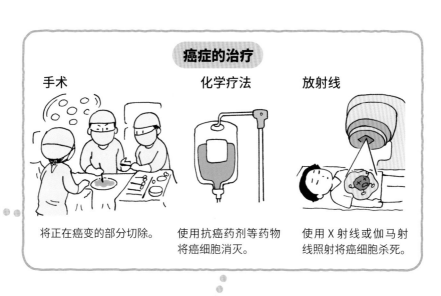

癌症的治疗

手术
将正在癌变的部分切除。

化学疗法
使用抗癌药剂等药物将癌细胞消灭。

放射线
使用X射线或伽马射线照射将癌细胞杀死。

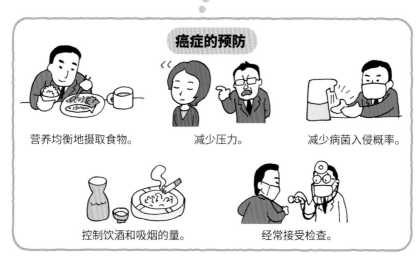

癌症的预防

营养均衡地摄取食物。

减少压力。

减少病菌入侵概率。

控制饮酒和吸烟的量。

经常接受检查。

12 是普通大肠埃希菌的 1 万倍？ O157 的可怕之处与防范方法

造成食物中毒的原因有很多。其中以 O157 为首的大肠埃希菌引起的食物中毒尤其需要引起我们的注意。

食物中毒的种类有很多种，但近年来，危害最大的是以O157为代表的大肠埃希菌所引起的食物中毒。大部分的大肠埃希菌是没有毒性的。但是，只要存在病原性大肠埃希菌，即便数量极少也会引起食物中毒。尤其是肠道出血性大肠埃希菌，它会分泌维罗毒素破坏肠壁。因此会引起剧烈的腹痛和出血。其中最强的大肠埃希菌是O157。它的一大特征是会引起发

引起食物中毒的O157是什么？

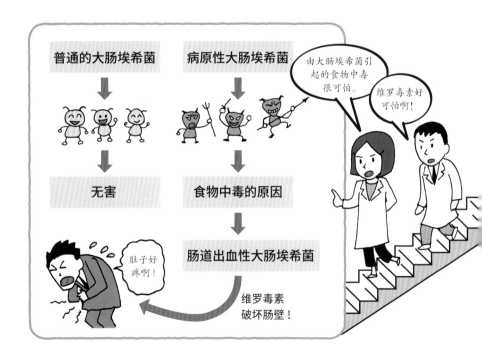

烧、呕吐等一些症状，还有可能引发严重的并发症。

O157主要是通过什么途径感染的呢？大部分的案例都是当事人将感染了O157的牛肉或猪肉在没有充分加热的情况下吃进了嘴里。或者，将切过生肉的刀具用于处理其他的食材。普通的病原性大肠埃希菌进入体内的数量达到100万个以上才会发病，但O157只要100个就能发病。另外，由于其比较耐寒，我们从冷冻的肉上也能感染到该细菌。但因为其不耐热，通过对食材的充分加热和对厨具加热消毒就可以防止感染该细菌。

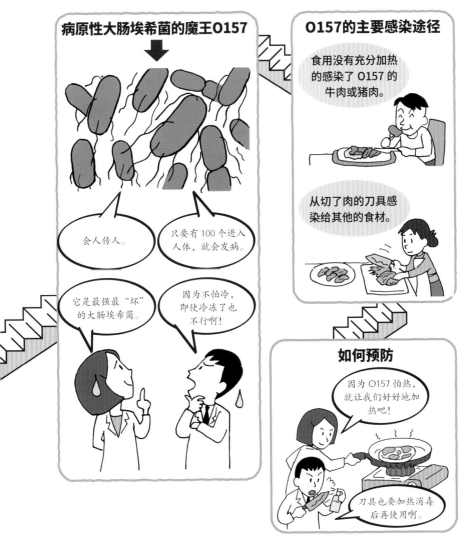

177

13 人类的寿命有极限吗？

如果我们能够阻止衰老的话，那寿命会延长吗？

　　人体内的细胞在不断地分裂。但细胞分裂的次数是有极限的。最典型的就是保护染色体的前端部位——"端粒（染色体）"。端粒（染色体）每分裂一次就会缩短一些。在我们步入老年后，随着细胞的老化，分裂也会停止。这就是海弗里克极限。一个细胞能够分裂的次数为50～60次，由此看来，人类寿命的上限也就是120岁。那么，如果能够阻止衰老，我们的寿命就会延长了吗？

靠端粒酶寿命就会变长吗？

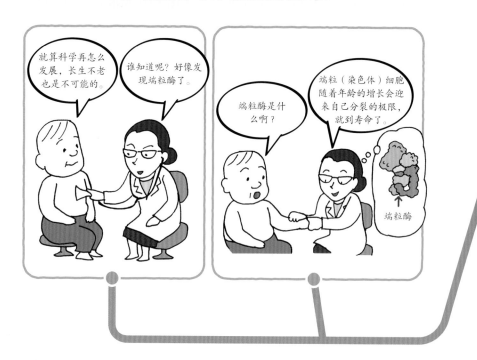

科学家们发现了一种物质可以延长我们的寿命，是一种叫作端粒酶的酶。端粒酶在癌细胞分裂时很活跃，让原本有分裂次数上限的细胞能够无限地增殖就是端粒酶带来的效果。要是通过端粒酶能延长端粒（染色体）的话，那寿命也应该能够延长。但是，端粒酶的增加也被认为会带来癌变等副作用。与此相比，以蔬菜和水果为主的饮食、每周进行5次以上的低氧运动、减轻压力等，通过这些来让端粒（染色体）延长可能更为现实。

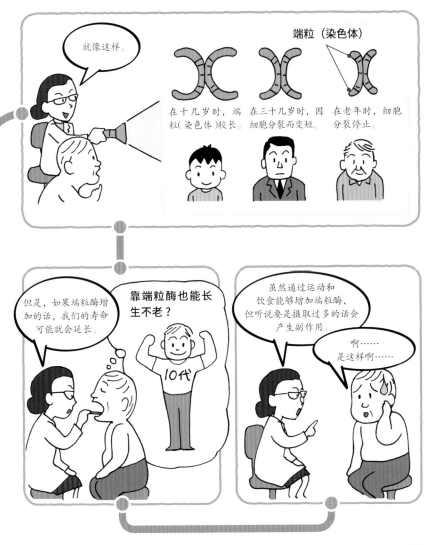

术语解释⑥

1. 阿尔茨海默病 (p.154)

这是一种大脑的神经细胞逐渐减少的恶化性疾病。该疾病在大脑内的两大变化特征分别是异常蛋白质 β 淀粉样蛋白的累积和神经原纤维的变化（被过度磷酸化了的 tau 蛋白质累积）。阿尔茨海默病一旦发病，会表现出记忆障碍、方位识别障碍、健忘等各种各样的症状。这种疾病是痴呆症中患者人数最多的疾病，从性别的角度来看，女性比男性多。从年龄上来看，一般在 60 岁以上的人群中，年龄越大越常见，但也有在 40 ～ 50 岁患阿尔茨海默病的。

2. 巨噬细胞 (p.156)

被分类为白细胞的一种免疫细胞。巨噬细胞的作用是发现侵入体内的病原菌和病毒，并将其吞噬消灭。其直径为 15 ～ 20 微米，属于比较大的细胞，分布于全身各处，在自然免疫中扮演着重要的角色。巨噬细胞会将食用过的病原菌和病毒的抗原性信息传递给淋巴细胞，再由淋巴细胞根据该信息生成适当的抗体。巨噬细胞也与获得特异性免疫、抑制细胞的癌化有着很密切的关系，这些功能可以通过干扰素和磷酸化因子被激活。这个免疫细胞被认为是血液中属于白细胞的单核细胞在组织内变化形成的。

3. 肥大细胞 (p.156)

免疫细胞的一种。是源自骨髓系的细胞。这个细胞存在于鼻黏膜、皮肤、支气管等与外界接触的组织黏膜和结缔组织中。肥大细胞与过敏反应密切相关，当肥大细胞表面附着名为 IgE 的免疫球蛋白时（与免疫相关的蛋白质），会与过敏原发生反应，释放出组胺等化学传递物质。也就是说，从肥大细胞中游离出来的化学物质具有支气管平滑肌收缩作用、血管透过性亢进作用、黏液分泌作用等，可能引起过敏性鼻炎、哮喘发作、荨麻疹、过敏性休克等过敏反应。

4. 组胺 (p.156)

引起过敏和过敏性休克的化学物质。组胺不仅可以经由食物直接被人体吸收，还可以通过生物体内的肥大细胞来合成。组胺从肥大细胞游离出来的话，会引起过敏反应，但外伤、灼伤等物理性侵袭、各种毒物及药物的化学性侵袭也会引起组胺的游离。1907 年，德国的 A. 温达斯成功合成了组胺。1910 年，英国的 H. 戴尔阐明了组胺的生理性作用和药理性作用。

5.Toll 样受体（p.161）

在自然免疫中起重要作用的抗原受体。这个抗原受体有时也被简称为 TLR。Toll 样受体通过模式识别受体（PRR）来识别微生物等具有的分子结构。受体起到排除外来微生物，诱导免疫反应的作用。人类体内存在着 10 种 Toll 样受体，Toll 样受体会因其发现部位和抗原的不同而产生差异。例如，识别脂蛋白的 TLR-2 和识别脂多糖的 TLR-4 出现在巨噬细胞等免疫细胞的表面，而 TLR-3 和 TLR-7 则位于树突状细胞内的内切体膜上。

6. 中性粒细胞（p.164）

白细胞的一种，起到杀死细菌和对人体有害的微生物，并将其从体内清除出去的作用。中性粒细胞最多占所有循环白细胞的 60%，它会对病原体或损伤相关分子模式做出响应并吃掉病原体。进而释放颗粒，产生细胞因子，促使其他免疫细胞向感染部位调动，起到促进免疫应答的作用。但是，当这个免疫应答发生异常的时候，中性粒细胞会引起大范围的细胞死亡、坏死、血管渗漏、血栓形成，通过抗体成为自身免疫应答等的宿主，可能对体内器官造成很大的障碍。

7. 人工透析（p.171）

对肾脏功能不好的人代行肾脏功能的一种治疗手段。如果肾脏的功能下降到正常的 10% 以下，尿液中的代谢物和水分就不能适当地排泄出去，会导致尿毒症或水分过多，需要进行人工透析。在人工透析中普遍进行的是血液透析，是在体外使用人工肾脏（洗肾器）清除血液中积蓄的代谢物，调整水和电解质的平衡，将变干净的血液再度送回到身体里。除了血液透析之外，还有腹膜透析的治疗方法，腹膜透析是通过包裹腹腔膜上的毛细血管和注入腹腔的透析液，取出体内的代谢物和多余的水分。

8. 端粒酶（p.178）

一种向染色体末端区域的端粒（染色体）附加重复序列的具有活性的酶。这种酶由端粒酶逆转录酶（TERT）、内源性 RNA 模板（TR）和几种相关蛋白构成。端粒酶的主要功能是增强端粒（染色体）的稳定性，每当端粒酶活性低的细胞进行细胞分裂时，端粒（染色体）就会缩短，最终会导致细胞停止分裂，即海弗里克极限。端粒酶被认为在人类的生殖细胞、干细胞、癌细胞等细胞内部具有活性，并与这些细胞的细胞分裂有很大的关系。近年来，端粒酶在通过抑制活性来治疗癌症和通过提高活性来延长细胞分裂寿命这两方面受到关注。

通过了解人体的构造
才可以进行正确的讨论

读完本书之后，大多数人都能对"人体的机制和运作"有个大概的了解。

实际上，还有很多书没有介绍到人体器官、部位以及细胞。虽说医学一直在不断地进步着，但仍有许多我们还不清楚和不了解的地方。

医学的进步就是与困难做斗争

今后，随着医学的进步和时代的变化，可能会有革命性的发现和像新型冠状病毒这样的困难出现。

事实上，在漫长的人类历史中，随着新疾病的不断出现，医学也在不断进步。

但要让医疗从业者和专家以外的所有人都去深入地了解医学可能很困难。

通过本书我想要传达的是，如果大家对能人体进行更深入的了解，那么对社会上发生的各种各样的事情就都能够及时地做出反应，同时也能做出适当的判断。

围绕在我们周围的社会环境和生命

在"前言"中我也曾提到过，自2019年年末以来，新型冠状病毒在世界范围内蔓延，每当流行疾病的高峰来临时，就会掀起关于感染预防的讨论，在网上也会展开关于疫苗的安全性和口罩必要性的讨论。

另外，世界各地频发的战争造成无数的生命丧生。电视上的报道让很多人感到心痛，也让很多人体会到了生命的珍贵。

但人类是一旦回归到平静的日常生活后，就会忘记生命的珍贵和对他人理解的生物。在社交网络上，无心的诽谤中伤和欺凌等层出不穷。

希望本书能成为一本让人思考生命珍贵的书

正因为如此，请大家回忆一下本书的内容。

你的身体、每一个器官都在发挥着各自的作用，这样你才能无拘无束地度过日常生活。

或许也有人正在严酷的环境下痛苦地生活着。

但是，你的诞生，正如本书中我告诉你的那样，是一件奇迹般的事情。

最近经常能够听到SDGs这个词。

虽然人们对LGBT的了解在逐步深入，社会在变得多样化，但仍然有许多人因偏见和歧视而感到痛苦，这也是事实。

性别、肌肤的颜色等各方面的差异，正如我在本书中说明的那样，有其必然的理由，但绝不是什么特别的事情。

所以，请大家一定要珍惜自己和周围的人。

衷心地希望本书能够照亮各位今后的人生，并对前进提供帮助。

真的非常感谢您能够读到最后。

坂井建雄

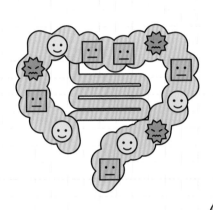

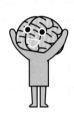

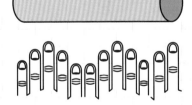

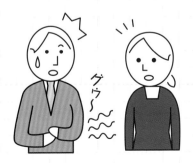

术语索引

术 语 索 引

● 参考文献

『1日1ページで小学生から頭がよくなる! 人体のふしぎ366』
原田知幸／きずな出版

『モンスターストライクと行く 爆絶! 人体のアドベンチャー』
XFLAG™スタジオ／宝島社

『やさしくわかる子どものための医学 人体のふしぎな話365』
坂井建雄／ナツメ社

『そーなんだ! おもしろテーマシリーズ からだのしくみ』
デアゴスティーニ編集部／デアゴスティーニ・ジャパン

『眠れなくなるほど面白い 図解 人体の不思議──人の体はナゾだらけ!?身近な疑問を一挙解決』
荻野剛志／日本文芸社

『ぜんぶわかる人体解剖図──系統別・部位別にわかりやすくビジュアル解説』
坂井建雄、橋本尚詞／成美堂出版

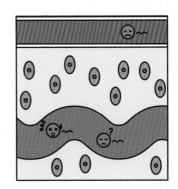

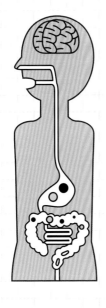

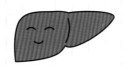

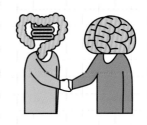

● 日文版工作人员

编　　辑　渡边亨、佐藤裕二、山下真理子（株式会社 Family Magazine）
协助执笔　水野春彦、竹内雅彦（株式会社风都舍）、苅部祐彦、髭郁彦
正文插图　菅野康范、柴山秀明（ARUFUHAIMU 工作室）、新津英夫、渡边史
封面设计　别府拓（Q.design）
封面插图　别府拓（Q.design）
正文设计·DTP　松原卓（Dot Tetra）

実は涙も鼻水も血液の仲間！人体のふしぎ見るだけノート
坂井 建雄
Copyright © 2022 by Tatsuo Sakai
Original Japanese edition published by Takarajimasha, Inc.
Simplified Chinese translation rights arranged with Takarajimasha, Inc.,
through Shanghai To-Asia Culture Communication., Co Ltd.
Simplified Chinese translation rights © 2023 by Liaoning Science and Technology
Publishing House Ltd.

© 2024，辽宁科学技术出版社。
著作权合同登记号：第 06-2022-132 号。

图书在版编目（CIP）数据

图解不可思议的人体 /（日）坂井建雄著；左欣瑶，朱悦玮译 .—沈阳：辽宁科学技术出版社，2024.1
ISBN 978-7-5591-3028-0

Ⅰ.①图… Ⅱ.①坂… ②左… ③朱… Ⅲ.①人体—图解 Ⅳ.① R32-64

中国国家版本馆 CIP 数据核字（2023）第 098033 号

出版发行：辽宁科学技术出版社
　　　　　（地址：沈阳市和平区十一纬路25号　邮编：110003）
印 刷 者：辽宁新华印务有限公司
经 销 者：各地新华书店
幅面尺寸：145mm×210mm
印　　张：6
字　　数：150千字
出版时间：2024年1月第1版
印刷时间：2024年1月第1次印刷
责任编辑：康　倩
版式设计：袁　舒
封面设计：朱晓峰
责任校对：闻　洋

书　　号：ISBN 978-7-5591-3028-0
定　　价：68.00元

联系电话：024-23284367
邮购热线：024-23284502
邮　　箱：987642119@qq.com